Monographien aus dem
Gesamtgebiete der Psychiatrie

Springer
Berlin
Heidelberg
New York
Barcelona
Budapest
Hong Kong
London
Mailand
Paris
Tokyo

Monographien aus dem Gesamtgebiete der Psychiatrie **80**

Herausgegeben von
H. Hippius, München · W. Janzarik, Heidelberg
C. Müller, Onnens (VD)

Band 73 **Emil Kraepelin und die Psychiatrie als klinische Wissenschaft**
Ein Beitrag zum Selbstverständnis psychiatrischer Forschung
Von P. Hoff

Band 74 **Burnout in der psychiatrischen Krankenpflege**
Resultate einer empirischen Untersuchung
Von J. Modestin, M. Lerch und W. Böker

Band 75 **Die Psychiatrie in der Kritik**
Die antipsychiatrische Szene und ihre Bedeutung
für die klinische Psychiatrie heute
Von T. Rechlin und J. Vliegen

Band 76 **Postpartum-Psychosen**
Ein Beitrag zur Nosologie
Von J. Schöpf

Band 77 **Psychosoziale Entwicklung im jungen Erwachsenenalter**
Entwicklungspsychopathologische Vergleichsstudien
an psychiatrischen Patienten und seelisch gesunden Probanden
Von H.-P. Kapfhammer

Band 78 **Dissexualität im Lebenslängsschnitt**
Theoretische und empirische Untersuchungen zu Phänomenologie
und Prognose begutachteter Sexualstraftäter
Von K. M. Beier

Band 79 **Affekt und Sprache**
Stimm- und Sprachanalysen bei Gesunden,
depressiven und schizophrenen Patienten
Von H. H. Stassen

Band 80 **Psychoneuroimmunologie psychiatrischer Erkankungen**
Untersuchungen bei Schizophrenie und affektiven Psychosen
Von N. Müller

Norbert Müller

Psychoneuroimmunologie psychiatrischer Erkrankungen

Untersuchungen bei Schizophrenie und affektiven Psychosen

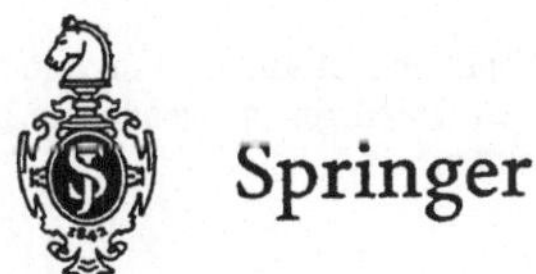

Springer

Priv.-Doz. Dr. Norbert Müller
Psychiatrische Klinik und Poliklinik
der Ludwig-Maximilians-Universität
Nußbaumstraße 7

80336 München

ISBN-13:978-3-642-79843-6 e-ISBN-13:978-3-642-79842-9
DOI: 10.1007/978-3-642-79842-9

Softcover reprint of the hardcover 1st edition 1995

Satz: Reproduktionsfertige Vorlage vom Autor
25/3134-5 4 3 2 1 0 – Gedruckt auf säurefreiem Papier

Vorwort

Das Ziel neurobiologischer Forschungsansätze in der Psychiatrie ist letztlich die Aufdeckung der Ätiologie und Pathogenese psychischer Störungen. Dies gilt auch für das sich in den letzten Jahren schnell entwickelnde Gebiet der Psychoneuroimmunlogie. Eine Reihe von Befunden, die im Einzelnen dargestellt werden, zeigen den wichtigen Stellenwert immunologischer Prozesse im zentralen Nervensystem für Verhalten, Befinden und bei psychischen Störungen. Allerdings erschwert nicht nur die Vielgestaltigkeit psychischer Erkrankungen, bei welchen biologische Abläufe lediglich einen Teilaspekt bilden, die psychoneuroimmunologischen Untersuchungen, sondern auch die Komplexität und hohe Variabilität des Immunsystems. Der derzeitige schnelle Fortschritt der immunologischen Forschung bringt es mit sich, daß laufend neue Funktionen und Elemente des Immunsystems beschrieben werden, deren Fülle und Zusammenhänge schwer überblickbar sind. Naturgemäß mußte sich die vorliegende Arbeit darauf beschränken, einige ausgewählte Parameter des Immunsystems zu untersuchen. Im Mittelpunkt des Interesses stand dabei die Frage nach der Bedeutung einer veränderten Immunfunktion für die Pathogenese schizophrener und affektiver Psychosen, aber auch die klinische Relevanz immunologischer Befunde, z.B. für Verlauf und Therapieprädiktion.

Die Durchführung der Untersuchungen war nur durch die Unterstützung vieler Mitarbeiter möglich, denen ich zu großem Dank verpflichtet bin.

Herr Prof. Dr. H. Hippius, em. Direktor der Psychiatrischen Klinik der Universität München, stellte mir die umfangreichen Möglichkeiten der Klinik zur Verfügung und begleitete die Arbeit kritisch und vorausschauend. Seiner Anleitung verdanke ich die Impulse zu biologisch-psychiatrischer Forschung und die klinisch-psychiatrische Ausbildung.

Prof. Dr. M. Ackenheil, Leiter der neurochemischen Abteilung, war stets ein freundschaftlicher und kritischer Ratgeber, der mir bei der Planung, der Organisation und der Durchführung der Untersuchungen außerordentlich behilflich war. Darüber hinaus gab er mir die Möglichkeiten zu den Laborarbeiten.

Vorwort

Ohne Herrn Prof. Dr. R. Eckstein, Leiter der Abteilung für Transfusionsmedizin des Klinikums Erlangen-Nürnberg, früherer Mitarbeiter des Blutdepot der Medizinischen Klinik III, Klinikum Großhadern, wäre diese Arbeit in der vorliegenden Form nicht zustande gekommen.

Herrn Prof. Dr. R. Wank, Institut für Immunologie der Universitüt München verdanke ich freundschaftliche Unterstützung, kritischen Rat sowie manchen Einblick und Anregung zur wissenschaftlich-immunologischen Arbeit.

Herr Prof. Dr. H. Kretzschmar, Institut für Neuropathologie der Universität Göttingen (vormals Institut für Neuropathologie der Universität München) und Herr Priv.-Doz. Dr. J. Unger, Anatomische Anstalt der Universität München, halfen mir durch praktische Unterstützung und kritische Bewertung der Befunde.

Herr Priv.-Doz. Dr. R. Penning, Institut für Rechtsmedizin der Universität München, förderte meine Arbeiten durch freundschaftliche Hilfe.

Mein besonderer Dank gilt der engagierten und qualifizierten Arbeit der Doktoranden E. Hofschuster, K.-H. Frenzel und H. Hampel sowie Frau D. Heitmann für ihre aktive Hilfe.

Frau Prof. Dr. J. Johnson und Herrn Prof. Dr. E. P. Rieber, Institut für Immunologie der Universität München danke ich für die Überlassung der Antikörper.

München, im Januar 1995

Norbert Müller

Inhaltsverzeichnis

Abkürzungsverzeichnis

Abb: Abbildung
ACTH: Adrenocorticotropes Hormon
AK: Antikörper
AMDP: Arbeitsgemeinschaft für Methodik und Dokumentation in der Psychiatrie
bp: Basenpaare
BPRS: Brief Psychiatric Rating Scale
CD: Cluster of Differentiation
ConA: Concanavalin A
cpm: counts pro Minute
Cs: Cäsium
DMSO: Dimethylsulfoxid
DNS: Desoxyribonukleinsäure
DSM (III): Diagnostisches und Statistisches Manual Psychischer Störungen
EKT: Elektrokrampftherapie
FCS: fetale calf serum
GH: Growth Hormone
Gy: Gray-Einheit
HamD: Hamilton Depressions-Skala
HCl: Salzsäure
Hepes: N-(2-Hydroxyethyl)Piperazinsulfonsäure
HLA: human leucocyte antigen
ICD: International classification of diseases
IgA: Immunglobulin A
IgG: Immunglobulin G
IgM: Immunglobulin M
IL: Interleukin
KCL: Kaliumchlorid
LTT: Lymphozytentransformationstest
mRNA: Messenger-Ribonucleoacid
mAK: monoklonale Antikörper
mCi: Millicurie

Abkürzungsverzeichnis

MgCl: Magnesiumchlorid
MHC: major histocompatibility complex
min: Minute
ml: Milliliter
MLC: mixed lymphocyte culture
mm: Millimeter
mM: Millimol
μl: Microliter
NaCl: Natriumchlorid
NK: Natural killer (cells
NS: Nervensystem
NTP: Nukleotidtriphosphat
PBS: Phosphate buffered saline
PCR: Polymerase chain reaktion
PHA: Phythämagglutinin
pM: Pikomol
POMC: Proopiomelanocortin
PWM: Pokeweed mitogen
RDC: Resaerch diagnostic criteria
RNA: Ribonukleinsäure
RT: Reverse Transkriptase
REM: Rapid eye movement
SANS: Scale for the assesment of negative symptoms
sec: Sekunde
TCR: T cell receptor
TRH: Thyreotropin releasing hormone
TSH: Thyreotropes Hormon
U: Umdrehungen
U: Units
ZNS: Zentrales Nervensystem

Aminosäuren:

A: Alanin
C: Cystin
G: Guanin
K: Lysin
L: Leucin
N: Aspargin
T: Threonin
V: Valin

Einführung

Psychoneuroimmunologie – ein interdisziplinärer Ansatz

Die unter dem Begriff "Psychoneuroimmunologie" zusammengefaßte Forschungsrichtung hat in den letzten Jahren schnell wachsendes Interesse gefunden. Dies ist vor allem den neu entwickelten Möglichkeiten immunologischer Untersuchungstechniken zuzuschreiben, welche es mit sich gebracht haben, daß die Kenntnisse über Funktion, Regulationsmechanismen und Zusammenhänge des Immunsystems erheblich gewachsen sind. Exaktere Messungen des hochdifferenzierten und -variaten Immunsystems wurden dadurch erst ermöglicht. Die lange Zeit geltende Vorstellung der modernen Medizin, das Immunsystem und das zentrale Nervensystem (ZNS) seien zwei voneinander unabhängige Systeme, muß revidiert werden. Funktionen des zentralen Nervensystems unterliegen Einflüssen des Immunsystems, Botenstoffe und Erkennungsstrukturen des Immunsystems sind im zentralen Nervensystem selbst vorhanden.

Gegenstand der Psychoneuroimmunologie sind die wechselseitigen Einflüsse von Nervensystem und Immunsystem und deren Auswirkungen auf das Verhalten und Befinden. Das Spektrum der Forschungsrichtungen, welche sich mit psychoneuroimmunologischen Fragestellungen befassen, reicht von in-vitro Studien von Gewebe und Lymphozyten über Untersuchungen des Einflusses von Streß, Streßverarbeitung und Persönlichkeitsmerkmalen auf die Funktion des Immunsystems bis hin zur Erforschung von möglichen psychischen Faktoren bei der Pathogenese und insbesondere beim Verlauf von Tumorerkrankungen, sowie deren psychotherapeutische Beeinflußbarkeit. Bei verhaltensmedizinischen Fragestellungen werden vielfach auch tierexperimentelle Untersuchungen gemacht, etwa bei Konditionierungsexperimenten oder bei Studien zur HLA-Abhängigkeit von Paarungsverhalten. Schwerpunktmäßig mit biologischen Fragestellungen befaßt sich die "Neuro"-Immunologie, wobei molekularbiologische und genetische Untersuchungsmethoden im Vordergrund stehen.

Obwohl es in der Geschichte bereits einige Denkansätze und zu Beginn unseres Jahrhunderts besonders in Rußland erste psychoneuroimmunologische Untersuchungen gab, wurde bis in die neueste Zeit hinein das Immunsystem als ein autonomes System ohne funktionelle Verbindungen mit dem zentralen Nervensystem angesehen. Das Fehlen lymphatischen Gewebes im ZNS und die Funktion der Blut-Hirn-Schranke als Schranke gegen das Eindringen immunkompetenter Zellen in das ZNS gaben zu der Vermutung Anlaß, daß ZNS und Immunsystem zwei autonome, keinen gegenseitigen Regulations-mechanismen unterliegende Systeme seien.

Es ist allerdings seit längerem bekannt, daß das Immunsystem und das ZNS auffällige Parallelen zeigen: So wurden gemeinsame biochemische Eigenschaften beschrieben, die wahrscheinlich die Kommunikation untereinander ermöglichen. Zu diesen Eigenschaften zählt die Zusammensetzung der Zellmembran (Phospholipide) und die Expression von Rezeptoren, die an second-messenger-Systeme gekoppelt sind.

Beide Systeme weisen auch – im Gegensatz zu anderen Organsystemen – ein hohes Maß an Plastizität und Multiplizität auf.

Lernen und Konditionierbarkeit – gemeinsame Eigenschaften von Nerven- und Immunsystem

Gedächtnisfunktionen sind nicht nur für das ZNS, sondern auch für das Immunsystem nachweisbar. Träger dieser Funktion sind im Immunsystem die T-Gedächtniszellen.

Eine weitere Parallele von ZNS und Immunsystem ist die Konditionierbarkeit beider, wofür Gedächtnisfunktion und Lernfähigkeit Voraussetzungen sind.

Bereits in den zwanziger Jahren wurde die Konditionierung einer Immunantwort im Tierversuch von den Russen Metal'nikov und Chorine (1926) beschrieben, doch erst in den späten 60er Jahren wurde dieser Forschungsansatz wieder aufgegriffen. Seither untersuchten verschiedene Gruppen von Autoren (Ader und Cohen, 1991) die Immunkonditionierung im Tierversuch. Es konnten eine Supprimierung der Immunantwort in Form von Erniedrigung der Leukozytenzahlen, der Aktivität der Natürlichen Killerzellen (NK-Zellen), der Antikörperproduktion, der Graft-versus-Host-Reaktion und – bei Tieren, denen experimentell eine Arthritis beigebracht wurde – verringerte Arthritiszeichen konditioniert werden. Die Möglichkeit zur Konditionierung einer Immunantwort, zumindest im Tierversuch, gilt als einer der klassischen Forschungsansätze, gleichzeitig aber auch als einer der sichersten Befunde in der Psychoneuroimmunologie. Mit dem Nachweis der Möglichkeit der Immunkonditionierung gelang es auch, den Einfluß psychischer Prozesse auf Immunfunktionen zu zeigen.

Humanuntersuchungen zur Immunkonditionierung unterliegen erheblichen methodischen und ethischen Problemen, weshalb bisher nur vereinzelt Studien durchgeführt wurden.

So wurde eine konditionierte Immunresponse im Zusammenhang mit einer Chemotherapie bei Karzinompatientinnen beschrieben (Bovbjerg und Redd, 1992): eine erhöhte Inzidenz von Erbrechen vor Beginn einer Zytostatikabehandlung, verstanden als konditioniertes Erbrechen auf den Stimulus Krankenhausaufnahme und Vorbereitungen zur Behandlung, ging mit einer erniedrigten zellulären Immunkompetenz einher. Eine Immunsuppression wurde also durch "gelerntes" Erbrechen, das den vorherigen Zytostatikabehandlungen folgte, konditioniert. Diese Beobachtung zeigt, daß auch die menschliche Immunfunktion zentralnervösen Einflüssen unterliegt und prinzipiell konditionierbar ist.

Obwohl die zentrale Frage der Beeinflußbarkeit der Immunfunktion durch psychische Prozesse, z.B. durch Psychotherapie natürlich hinter vielen psychoneuroimmunologischen Untersuchungen steht und ermutigende Befunde aus Humanuntersuchungen diese Forschungsrichtung weiter stimulieren, muß immer wieder darauf hingewiesen werden, daß auch spektakuläre Befunde nicht darüber hinwegtäuschen dürfen, daß es sich zum heutigen Zeitpunkt lediglich um eine weitgehend grundlagenorientierte Forschungsrichtung handelt, deren therapeutische Umsetzung derzeit noch weitgehend in der Zukunft liegt.

Das breite Spektrum von Forschungsrichtungen auf dem Gebiet der Psychoneuroimmunologie spiegelt einerseits die Hoffnung auf künftige breite therapeutische Einsatzmöglichkeiten psychoneuroimmunologischer Forschungs-ergebnisse wider, andererseits die großen Erwartungen, die in Fortschritte auf diesem Gebiet gesetzt werden.

Da es sich um ein neu etabliertes Forschungsgebiet handelt, ist es trotz des breiten, fachübergreifenden Ansatzes noch möglich, die Literatur dieses Gebietes weitgehend zu überblicken und die Entwicklung zu verfolgen. Auf eine integrative Sicht und einen fachübergreifenden Meinungsaustausch wird trotz methodisch völlig unterschiedlicher Ansätze bis heute auf Treffen und Kongressen Wert gelegt. Möglicherweise auch deshalb, weil diese Forschungsrichtung bis vor wenigen Jahren noch weitgehend als Außenseitergebiet galt und die wenigen aktiven Forschergruppen eng miteinander in Kontakt standen. Dennoch wird in Zukunft ein Auseinanderdriften dieser unterschiedlichen Forschungsgebiete nicht zu verhindern sein; es ist allerdings zu hoffen, daß der Grundgedanke, sowohl psychische/psychopathologische als auch biologisch-immunologische Untersuchungsmethoden integrativ zu verbinden, erhalten bleibt.

Die weite Spanne zwischen tierexperimentellen, molekulargenetischen und psychotherapeutischen Ansätzen birgt allerdings nicht nur die Gefahr einer Auseinanderentwicklung der verschiedenen Ansätze, sondern auch die einer unkritischen Verknüpfung völlig unterschiedlicher Ansätze.

Psychoneuroimmunologie und Psychosomatik

Bis heute besteht der Widerspruch fort, daß sich die Psychosomatik mit dem Gebiet der Psychoneuroimmunologie besonders auseinandergetzt hat. Bereits ehe Immunvorgänge der exakteren Meßbarkeit zugänglich waren, wurde hypostasiert, daß dem Immunsystem eine wesentliche Vermittlerrolle zwischen psychischen und somatischen Prozessen zukomme. Andererseits aber blieb das Gebiet bis heute im wesentlichen der Untersuchung psychischer Prozesse verhaftet und vernachlässigte exaktere immunologische Untersuchungen. Es sei daran erinnert, daß immunologische Fehlfunktionen bei klassischen psychosomatischen Darmerkrankungen wie Morbus Crohn und Colitis ulcerosa wahrscheinlich eine wesentliche Rolle spielen; der Darm ist neben der Haut das wichtigste und größte Immunorgan des mernschlichen Körpers. Auch bei Hauterkrankungen wie Neurodermitis und verschiedenen Formen von Allergien kommt Immunprozessen vermutlich pathogenetisch eine entscheidende Bedeutung zu, ohne daß die ablaufenden Immunprozesse und deren Zusammenhang mit psychischen Prozessen näher charakterisiert wurden.

Es ist allerdings bereits darauf hingewiesen worden, daß die Expansion der Psychoneuroimmunologie erst durch die großen methodischen Fortschritte der Immunologie der letzten Jahre ermöglicht wurde, welche ihrerseits erst die enorme Erweiterung immunologischer Erkenntnisse mit sich brachten, sei es die Entwicklung von spezifischen Antikörpern, die Entdeckung der Rolle der Zytokine und Adhäsionsmoleküle, oder der Einsatz molekulargenetischer Methoden.

Insofern wären eine naturwissenschaftlich orientierte Psychoneuroimmunologie und eine immunologisch orientierte Psychosomatik auch vor der Einführung moderner Labormethoden sehr schnell an ihre technischen Grenzen gestoßen.

Die Exazerbation von Infektions-, insbesondere Viruserkrankungen unter Streß und die erhöhte Infektanfälligkeit in Belastungssituationen werden gerne als für jedermann erfahrbare, nachvollziehbare Beispiele für den Einfluß psychischer Prozesse auf das Immunsystem zitiert. In den Abschnitten 1.4 und 4.2.5 ist der derzeitige Forschungstand dieses Gebiets ausführlich dargestellt, wobei zu betonen ist, daß auch hier nur wenige gut fundierte Studien vorhanden sind.

Daß manche, insbesondere depressive Persönlichkeitseigenschaften mit einem erhöhten Risiko, an einer Krebserkrankung zu erkranken einhergehen, daß Lebenseinstellungen und Bewältigungsstrategien – das Copingverhalten – den Verlauf von Krebserkrankungen, aber vermutlich auch von HIV beeinflussen, konnte inzwischen in Studien bewiesen werden. Diesen Zusammenhang, der in der Erfahrungsmedizin und im allgemeinen Bewußtsein bereits evident war, zu belegen, bedeutete zwar einen wichtigen Schritt psychoneuroimmunologischer Forschung, allerdings fehlt uns bis heute die wichtige, letztlich entscheidende Kenntnis der Mechanismen, auf welche Weise diese psychoneuro-immunologischen Prozesse vermittelt sind.

Immunsystem und Nervensystem – ein kommunikatives Netzwerk

Einzelne Komponenten dieser Mechanismen wurden in den letzten Jahren allerdings zunehmend erforscht. Aus Humanuntersuchungen, Tierversuchen und invitro Studien ist heute bekannt, daß das zentrale Nervensystem und das Immunsystem direkt miteinander kommunizieren, d. h. daß das zentrale Nervensystem sowohl Signale an das Immunsystem gibt, als auch von diesem empfängt. Eine besonders wichtige Rolle dabei scheinen die zur Gruppe der Zytokine gehörenden Interleukine zu spielen. Diese Botenstoffe des Immunsystems, die bei der Aktivierung eines Immunvorgangs von T-Lymphozyten und Makrophagen sezerniert werden, können Prozesse des zentralen Nervensystems beeinflußen, zum Beispiel Fieber und Schlaf induzieren. Umgekehrt können auch Zellen des zentralen Nervensystems, vor allem Mikroglia-Zellen, die "Immunzellen des Gehirns", Interleukine bilden und sezernieren und auf diese Weise Signale an das Immunsystem weitergeben.

Auch das endokrine System ist eng mit dem Immunsystem verschaltet. So können Lymphozyten einerseits eine Reihe von Hormonen selbst produzieren, etwa Wachstumshormon, Prolaktin und ACTH, andererseits wird die immunmodulatorische Wirkung des Cortisols als eine seiner wichtigsten physiologischen Aufgaben angesehen. Das physiologische Ansteigen des Cortisolspiegels bei einer Immunantwort – z.B. bei einer verstärkten Antikörperproduktion – vermittelt vermutlich die rechtzeitige Suppression der eingeleiteten Immunantwort. Kommt es hingegen zu einer überschießenden Immunantwort, kann dies – vereinfacht gesagt – zu pathologischen Prozessen im Sinne von allergischen- oder Autoimmun-Reaktionen führen.

Es scheint also, daß Peptidsignale des Immunsystems und des endokrinen Systems zum Teil gemeinsame Funktionen haben, was Blalock (1984) zu dem Schluß veranlaßte, daß in Zukunft eine integrative Sicht von Funktionen und Signalen des Immunsystems und des endokrinen Systems erforderlich sein wird. Eine ausführliche Darstellung von Grundlagenuntersuchungen und wesentlichen Befunden zur Interaktion von ZNS und Immunsystem wird in 1.2. gegeben.

Immunaktivierung, HLA-System und Autoimmunreaktion

Als immunbiologische Leistungsträger dieses hochdifferenzierten und -entwickelten Systems sind die Lymphozyten von zentraler Bedeutung, die deshalb auch als immunkompetente Zellen bezeichnet werden. Es werden funktionell zwei Grundtypen von Lymphozyten unterschieden, die antikörperproduzierenden B-Zellen und die thymusabhängigen T-Zellen. Die T-Lymphozyten erfahren ihre

Ausreifung und Prägung in der Thymusrinde, ehe sie in die anderen lymphatischen Organe (Tonsillen, Lymphfollikel der Schleimhäute, Lymphknoten und Milz) auswandern. Ein Teil der aktivierten T-Zellen treten bei der Immunantwort selbst in zytolytische Zell-zu-Zell-Interaktionen ein, wie sie zum Beispiel bei Transplantat-Abstoßung aber auch bei Graft-versus-Host-Reaktionen nach Knochenmarkstransplantationen auftreten. Die T-Lymphozyten werden deshalb als Träger der zellvermittelten Immunität bezeichnet.

Zur Aktivierung benötigen T-Lymphozyten das entsprechende spezifische Antigen, das zusammen mit einem Histokompatibilitäts-Antigen (HLA-Antigen) auf der Oberfläche einer "akzessorischen" Zelle (zum Beispiel Makrophagen/Monozyten) der T-Zelle präsentiert wird (HLA-Restriktion). Zusätzlich benötigen T-Zellen zur Aktivierung und klonalen Proliferation jedoch noch ein weiteres, nicht antigen-spezifisches Signal der akzessorischen Zelle. Dieses zweite Signal ist sehr wahrscheinlich Interleukin 1 (IL-1), das von der akzessorischen Zelle produziert wird. IL-1 induziert die Synthese von Interleukin 2 (IL-2) und die Expression von IL-2 Rezeptoren durch die T-Zellen. IL-2 stimuliert dann die Zellteilung und die klonale Vermehrung der Antigen-stimulierten T-Lymphozyten.

Die T-Lymphozyten lassen sich aufgrund ihrer unterschiedlichen Glykoproteine an der Zellmembran in mehrere Subpopulationen unterteilen, die mit Hilfe monoklonaler Antikörper definiert werden können und die funktionell unterschiedlich sind. Die wichtigsten Subpopulationen sind die T-Helfer/Inducer-Zellen, die eine Immunantwort induzieren und die T-Suppressorzellen, die eine ausgelöste Immunantwort des Organismus wieder abschwächen.

Eine wesentliche Funktion des Immunsystems ist die Unterscheidung von Selbst und Nicht-Selbst, die Funktionstüchtigkeit des individuellen Organismus gegen einen Kosmos von Mikroorganismen erhält das Immunsystem durch seine Fähigkeit, Selbst und Nicht-Selbst zu unterscheiden, aufrecht. Nicht-Selbst Moleküle funktionieren als Antigene. Die T-Gedächtnis-Zellen (memory-cells) merken sich die spezifischen Antigene, bei einem Zweitkontakt mit einem Antigen wird durch sie eine starke spezifische Immunantwort ausgelöst – darauf beruht auch das System der Impfung. Durch die erneute Aktivierung der T-Gedächtniszellen können Antigene auch noch nach Jahren erkannt und eliminiert werden. NK-Zellen töten Zellen nicht spezifisch.

Eine entscheidende Funktion in der Selbst- Nicht-Selbst Differenzierung kommt dem HLA-System zu. Die HLA-Antigene sind die Identitätsmerkmale der Zellen bei dieser Differenzierung, denn die T-Lymphozyten erkennen Antigene nur im Verbund mit eigenen HLA-Molekülen ("HLA-Restriktion"). Da sich gezeigt hat, daß bestimmte Erkrankungen, die meist Autoimmuncharakter tragen, mit einzelnen HLA-Allelen assoziiert sind, wird dem HLA-System eine zentrale Rolle bei der Entstehung von Autoimmunerkrankungen zugeschrieben. Dies und die Rolle des HLA-Systems bei psychiatrischen Erkrankungen ist in 1.3. näher ausgeführt.

Von "gestreßten", vom Untergang bedrohten Zellen werden Heat-shock-Proteine an der Zelloberfläche exprimiert, welche vermutlich ebenfalls in die

Entstehung eines Autoimmunprozesses involviert sind, denn die Heat-shock Proteine stehen im Verdacht, für Kreuzreaktionen bei der Antigenerkennung mitverantwortlich zu sein. Bei ihnen fällt es dem Organismus möglicherweise besonders schwer, Selbst und Nicht-Selbst zu unterscheiden.

Bei einer Autoimmunreaktion werden körpereigene Zellen versehentlich für Nicht-Selbst gehalten und von eigenen Lymphozyten angegriffen. Beispiele für Autoimmunerkrankungen sind juveniler Diabetes, Myasthenia Gravis oder Multiple Sklerose (MS), wobei letztere eine ZNS-Erkrankung ist, die häufig auch mit psychiatrischer Symptomatik wie Affekt- und Antriebsstörungen, gelegentlich auch mit paranoidem Erleben oder Halluzinationen einhergeht. Bei juvenilem Diabetes richtet sich der Angriff gegen die Insulin-sezernierenden Inselzellen des Pankreas, bei der Myasthenia Gravis gegen nikotinerge postsynaptische Acetylcholin-Rezeptoren. Bei der MS werden die Myelinscheiden des zentralen Nervensystems durch von B-Lymphozyten gebildete Autoantikörper zerstört, nachdem autoaggressive T-Lymphozyten die Blut-Hirn-Schranke passiert haben.

Wegen Ähnlichkeiten in Manifestationsalter, Verlauf und genetischer Disposition werden häufig Parallelen zwischen MS und Schizophrenie gezogen. Für die Schizophrenie wurden Dopamin-Rezeptor stimulierende Autoantikörper, die zu einer Überaktivität des dopaminergen Systems führen, als pathogenetisches Modell postuliert.

Inwieweit umgekehrt Dopamin selbst wiederum das Immunsystem beeinflußt, also einen immunmodulatorischen Effekt aufweist, ist bisher nicht sicher nachgewiesen; in-vitro zeigte sich einerseits eine Hemmung der Lymphozytenstimulierbarkeit durch Dopamin, andererseits wird diskutiert, daß Dopamin einen Anstieg der T-Zell-Response und einen Abfall der B-Zell-Response bewirken könnte. Auch in Hinblick auf den Zusammenhang des Serotonin-Systems mit dem Immunsystem liegen bisher erst vereinzelte, nicht konsistente Befunde vor.

Einfluß des Immunsystems auf die Neurotransmission

Der wechselseitige Einfluß von Neurotransmittern und Immunfunktion ist vermutlich für psychiatrische Krankheitsbilder von besonderer Relevanz. Funktionsstörungen der Neurotransmission spielen vermutlich in der Pathogenese, in jedem Fall aber bei der psychopharmakologischen Behandlung eine wesentliche Rolle. Dies wird in 1.2.1. dargestellt.

Das Noradrenalin-System ist bisher am besten untersucht, daran läßt sich beispielhaft der Zusammenhang von Neurotransmittern und Immunsystem zeigen: Antigenpräsentation, HLA-Expression und eine B-Zell-Aktivation, also der Beginn einer Immunantwort, wird durch Noradrenalin angeregt, wobei dieser Effekt vor allem durch die β-Rezeptoren vermittelt scheint und möglicherweise konzentrationsabhängig ist: bei hoher Noradrenalin-Konzentration scheint eine β-

Rezeptor vermittelte Hemmung der Antikörperproduktion in der Effektorphase der Immunantwort und ein hemmender Effekt auf die T-Zell (vor allem T-Suppressor) Proliferation im Vordergrund zu stehen, während bei niedriger Noradrenalin-Konzentration wahrscheinlich eine α–vermittelte Stimulierung der T-Zell-Proliferation vorliegt. Funktionelle Unterschiede scheinen sich auch an der Anzahl der β-Rezeptoren auf den verschiedenen T-Zellen zu manifestieren: T-Suppressor-Zellen besitzen etwa viermal soviel β-Rezeptoren wie T-Helfer-Zellen.

Besonders erwähnenswert ist hier die Rolle von Interleukin-6 (IL-6), denn einerseits wird sowohl die IL-6 Produktion im ZNS wird durch Noradrenalin angeregt, andererseits weiterhin stimuliert IL-6 direkt über hypothalamische Mechanismen die Cortisolsekretion.

Einen Überblick über bisher beschriebene Auffälligkeiten bei affektiven Erkrankungen und deren kritische Wertung wird in 1.5., 4.2. und 4.4. gegeben. Für die Schizophrenie wird eine ausführliche Darstellung in 1.6. gegeben, aber auch Abschnitt 4. setzt sich schwerpunktmäßig mit dieser Frage auseinander.

Psychotherapie der Immunfunktion – heute noch Spekulation

Ob es – wie bei einer Vielzahl von Therapieverfahren in der Medizin und speziell auch der Psychiatrie – auch auf dem Gebiet der Psychoneuroimmunologie gelingen wird, effektive Therapieverfahren bereits vor der detaillierten Kenntnis biologischer Prozesse zu entwickeln, muß dahingestellt bleiben. Vostellbar sind sowohl immunologische, als auch psycho- und soziotherapeutische, aber auch psychopharmakologische Therapieformen, die einerseits psychische Prozesse, andererseits das Immunsystem beeinflussen.

Von einer Reihe insbesondere psychotherapeutisch orientierter Autoren werden bereits Konzepte angeboten wie z.B. "Psychotherapie gegen den Krebs" oder "PNI (Psychoneuroimmunologie) – die Heilkraft der Gedanken, der neue Weg, körpereigene Immunkräfte zu aktivieren". Hier muß dringend vor zu großen Hoffnungen und Verspechungen und auch vor verkürzter, plakativer Darstellung psychoneuroimmunologischer Erkenntnisse gewarnt werden, insbesondere da lebensbedrohlich oder chronisch erkrankte Patienten häufig bereit sind, sich auf Außenseitermethoden einzulassen.

Inwieweit Psychotherapie tatsächlich den klinischen Verlauf oder die Prognose von Krebserkrankungen beeinflussen kann, ist nicht genügend gut untersucht, um Therapieempfehlungen geben zu können. Völlig unterschiedliche Erkrankungs- und Verlaufscharakteristika von Krebserkrankungen kommen erschwerend hinzu.

Auch liegen kaum Untersuchungen dazu vor, inwieweit mit Psychotherapie oder der "Heilkraft der Gedanken" körpereigene Immunkräfte in klinisch bedeutsamen Ausmaß aktiviert werden können, d.h. ob meßbare Veränderungen von

Immunreaktionen überhaupt etwas mit dem Erkrankungsverlauf zu tun haben. Allerdings sollte auch nicht außer acht gelassen werden, daß Untersuchungen gezeigt haben, daß psychotherapeutische Interventionen den Verlauf bei metastasierendem Mammakarzinom (Spiegel et al, 1989) und bei malignem Melanom den Krankheitsverlauf und die Aktivität der NK-Zellen (Fawzy et al, 1993) günstig beeinflußen können.

Immunsystem und psychiatrische Erkrankungen

Für psychiatrische Fragestellungen ist das Gebiet der Psychoneuroimmunologie unter verschiedenen Aspekten von Interesse. Zum einen haben emotionale Faktoren wie Angst oder Depression deutliche Auswirkungen auf die Funktion des Immunsystems, zum anderen häufen sich in den letzten Jahren auch Hinweise darauf, daß zumindest ein Teil der Patienten mit affektiven Psychosen oder Schizophrenien – den endogenen Psychosen – veränderte Immunreaktionen aufweist. Dies ist das Hauptthema des vorliegenden Bandes und zieht sich als Fragestellung von Anfang bis Ende durch.

Ausgangspunkt dieser Untersuchungen waren dabei die oft beschriebenen psychiatrischen Symptome bei ZNS-Manifestationen von Immunerkrankungen. Häufig sind z.B. schizophrenie-ähnliche Symptome wie Halluzinationen, psychotische Ich-Störungen und paranoides Erleben bei zerebralem Lupus Erythematosus (LE), aber auch anderen Autoimmunerkrankungen. Hervorzuheben ist auch die Multiple Sklerose (MS): zum einen handelt es sich bei MS mit hoher Wahrscheinlichkeit um eine Autoimmunerkrankung des ZNS, zum anderen können ebenfalls schizophrenie-ähnliche Symptome auftreten. Sehr häufig kommt es zu Symptomen affektiver Erkrankungen: depressive Verstimmung, Antriebsverlust, Suizidalität, aber auch Euphorie und Kritiklosigkeit.

Die Beispiele von LE und MS zeigen nicht nur einen engen Zusammenhang zwischen Fehlfunktionen des Immunsystems und psychiatrischen Krankheitssymptomen, sondern sind auch Modell dafür, daß Immunreaktionen verantwortlich für ZNS-Erkrankungen sein können.

Seit langem ist aus der klinisch-genetischen Forschung der endogenen Psychosen bekannt, daß genetische Faktoren das Erkrankungsrisiko für Schizophrenie und affektive Psychosen determinieren.

Bisher gelang es allerdings trotz intensiver genetischer Forschung mittels Assoziations- und Familienstudien nicht, ein oder mehrere Genorte, die für eine erhöhte Vulnerabilität für Schizophrenie oder affektive Psychosen verantwortlich sind, zu identifizieren. Inwiefern eine genetische Veranlagung für Immunerkrankungen – z.B. eine HLA-vermittelte Prädisposition – die das Auftreten und den Verlauf von Autoimmunprozessen wesentlich beeinflussen, auch bei psychiatrischen Erkrankungen eine Rolle spielen, wird in 1.3 und 4.5 diskutiert.

Zu unbefriedigenden Resultaten genetischer, aber auch anderer Ansätze biologisch-psychiatrischer Forschung mag mit beigetragen haben, daß die klinischen Krankheitsbilder der endogenen Psychosen zu wenig differenziert betrachtet wurden. Erst in jüngster Zeit fand das Konzept, daß dies keine pathophysiologisch einheitlichen Krankheitsentitäten, sondern heterogene Syndrome unterschiedlicher Ätiologie sein könnten, Eingang in biologisch-psychiatrische Forschungsansätze.

Untersuchungen verschiedener Autoren und auch unterschiedlicher Parameter zeigen relativ einheitlich Auffälligkeiten immunologischer Parameter im Sinne einer Aktivierung des Immunsystems bei etwa einem Drittel schizophrener Patienten. Die Wertigkeit dieser Immunauffälligkeiten läßt sich zum jetzigen Zeitpunkt allerdings nicht sicher einordnen, insbesondere da es bisher nicht gelungen ist, eine spezifische Verantwortlichkeit der vor allem untersuchten zellulären Strukturen des T- und B- Zell Systems und der Zytokine bestimmten Störungen des ZNS zuzuordnen.

Daß bisher keine spezifischen immunologischen oder auch endokrinen Fehlfunktionen bei ZNS-Erkrankungen entdeckt werden konnten, stellt auch einen der hauptsächlichen Kritikpunkte an psychoneuroimmunologischen Befunden dar, der sich aus methodischen Gründen nur schwer widerlegen läßt. Zur prinzipiellen Schwierigkeit, psychopathologische und biologische Befunde einander klar zuzuordnen, kommt, daß die bisher untersuchten immunologischen Rezeptorstrukturen und Zytokine wohl weitgehend unspezifisch sind und bei verschiedenen Immunvorgängen im Körper auftreten.

In der vorliegenden Untersuchung wird allerdings versucht, klinische Charakteristika wie Psychopathologie, genetische Belastung, Erkrankungsdauer vor allem bei schizophrenen Psychosen den untersuchten Immunparametern zuzuordnen. Dies ist vor allem in 1.5, 1.6 und 1.7 dargestellt und wird im Kontext eigener Befunde in 4.3, 4.4 und 4.5 diskutiert.

Virushypothese und Immunsystem

Auf pro und kontra der Virushypothese psychiatrischer Erkrankungen (4.6) wird vor allem deshalb ausführlich eingegangen, da sich in der immunologischen Literatur zunehmend die Ansicht durchsetzt, daß Autoimmunprozesse letztlich Folge von Virusinfektionen, also virusgetriggerte Erkrankungen sind. Die zugrunde liegende Vorstellung ist, daß unter dem Einfluß von Viren auf der Membran körpereigener Zellen Moleküle exprimiert werden, die das Immunsystem, vor allem T-Zellen, dazu veranlaßen, "eigen" und "fremd" zu verwechseln. Da in der psychiatrischen Literatur die Virushypothese und die Autoimmunhypothese der Schizophrenie überwiegend als zwei verschiedene pathogenetische Modelle diskutiert werden, erschien dem Autor die Darstellung dieser Befunde aus einer integrativen Sichtweise heraus besonders wichtig.

Eines der gravierenden methodischen Probleme der Psychoneuroimmunologie ist der bekanntermaßen schwierige Zugang des ZNS für immunologische Untersuchungen. Inwieweit Veränderungen von Zellzahl, Zytokinspiegeln und anderen Parametern im Blut funktionelle Auswirkungen im ZNS haben oder Veränderungen widerspiegeln, ist umstritten, obwohl aus Tierversuchen manche Zusammenhänge bekannt sind.

Deshalb wurde besonderer Wert darauf gelegt, die Ergebnisse der Blutuntersuchungen durch Befunde aus dem Liquor cerebrospinalis schizophrener Patienten (1.7., 3.7.) zu ergänzen, wobei hier insbesondere Parameter der humoralen Immunität bestimmt wurden.

Darüber hinaus war es auch möglich, immunhistochemische und molekularbiologische Untersuchungen an post-mortem Gewebe von schizophrenen Patienten und Kontrollen vorzunehmen. Dies sollte die Untersuchungen an Lymphozyten nicht nur methodisch ergänzen, es sollte dadurch auch ein eigener, methodisch spezifischerer Zugang zum ZNS ermöglicht werden. Insbesondere die in 4.5. beschriebenen Zusammenhänge zwischen der schizophrenen Negativsymptomatik und humoralen Immunparametern im Liquor cerebrospinalis stellen in diesem Zusammenhang interessante Befunde dar.

Lediglich in Hinblick auf MS wurden bisher vereinzelt ZNS-Gewebsuntersuchungen mit neuroimmunologischer Fragestellung vorgenommen, nicht jedoch für psychiatrische Krankheitsbilder. Dies brachte für diese Arbeit nicht nur verschiedene, in 1.2.5., 3.1. und 4.1. angesprochene methodische Probleme mit sich, sondern hatte auch zur Folge, daß die vorgenommenen Untersuchungen den Charakter von Grundlagenuntersuchungen hatten und spezifischere, das Krankheitsbild Schizophrenie betreffende Fragestellungen nur rudimentär angegangen werden konnten.

Je mehr über die engen Zusammenhänge und Wechselwirkungen von ZNS, Immunsystem und endokrinem System bekannt wird, desto mehr zeigt sich, daß die derzeitige intensive Beschäftigung mit der Psychoneuroimmunologie weit über die auch in der psychiatrischen Forschung zu findenden wechselnden Modeerscheinungen hinaus geht. Dank der Molekularbiologie, die auf dem Gebiet der Psychoneuroimmunologie eine unverzichtbare Rolle spielt, steigt derzeit unser Wissen über den gemeinsamen Pool von Signal- und Rezeptormolekülen ständig, über welchen Nerven-, Hormon- und Immunsystem verfügen und deren Homöostase vermutlich psychische und somatische Gesundheit vermittelt, deren Entgleisung aber ebenso somatische und psychische Krankheitsprozesse bedingt.

1 Einleitung

1.1. Die Rolle des zellulären Immunsystems bei der Immunabwehr

Als Träger der immunbiologischen Funktion sind die Lymphozyten für die Immunabwehr von zentraler Bedeutung. Es werden funktionell zwei Grundtypen von Lymphozyten unterschieden, die sog. "bursaabhängigen" B-Zellen und die "thymusabhängigen" T-Zellen.

1.1.1. B-Lymphozyten

Die B-Zellen, welche an der Zelloberfläche Immunglobuline tragen, erhalten bei Vögeln ihre Prägung nach Einwanderung in die Bursa fabricii, einem lymphoepithelialen Organ des Enddarms, das sich, wie der Thymus, mit Einsetzen der Geschlechtsreife zurückbildet. Diese immunglobulintragenden Lymphozyten werden auch beim Menschen als B-Lymphozyten bezeichnet, obwohl man bisher beim Menschen bursaähnliche Organe nicht gefunden hat. *Unanue* et al. (1971) konnten zeigen, daß beim Menschen die B-Lymphozyten vorwiegend aus dem Knochenmark stammen.

Werden B-Zellen in vivo durch spezifische Antikörper stimuliert, proliferieren sie zu großen Blasten, die vermehrt endoplasmatisches Retikulum und Ergastoplasma besitzen. Einige entwickeln sich zu Plasmazellen weiter, welche spezifische Antikörper ins Blut sezernieren. Die B-Lymphozyten scheinen weiterhin am Antigentransport beteiligt zu sein, indem sie mit Hilfe ihrer Rezeptoren Antigen-Antikörper-Komplement-Komplexe binden. Sie sind somit die elementaren Träger der "humoralen Immunantwort" (Begemann et al., 1975; Loor und Roelants, 1977), wobei sie dafür jedoch die T-Helfer-Zellen benötigen.

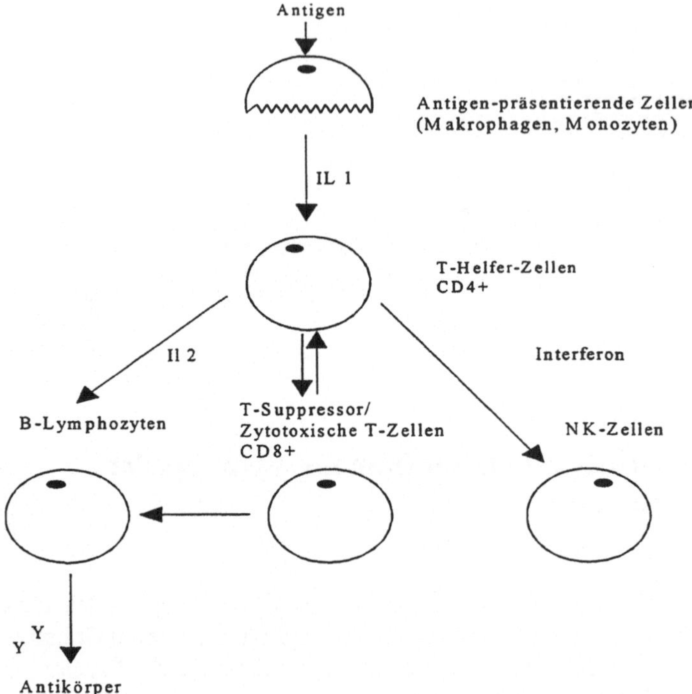

Abb. 1: Schematischer Überblick über die Immunantwort nach Antigenpräsentation

1.1.2. T-Lymphozyten und T-Zell Rezeptor

Die T-Lymphozyten erfahren ihre Ausreifung und Prägung in der Thymusrinde, ehe sie in die anderen lymphatischen Organe (Tonsillen, Lymphfollikel der Schleimhäute, Lymphknoten und Milz) auswandern. Ein Teil der aktivierten T-Zellen treten bei der Immunantwort selbst in zytolytische Zell-zu-Zell-Interaktionen ein, wie sie zum Beispiel bei Transplantat-Abstoßung aber auch bei Graft-versus-Host-Reaktionen nach Knochenmarkstransplantationen auftreten. Die T-Lymphozyten werden deshalb als Träger der "zellvermittelten Immunität" bezeichnet. Zur Aktivierung benötigen T-Lymphozyten das entsprechende spezifische Antigen, das zusammen mit einem "Histokompatibilitäts-Antigen" (HLA-Antigen) auf der Oberfläche einer "akzessorischen" Zelle (zum Beispiel Makrophagen/Monozyten) der T-Zelle "präsentiert" wird ("HLA-Restriktion"). Zusätzlich benötigen T-Zellen zur Aktivierung und klonalen Proliferation jedoch noch ein weiteres, nicht antigen spezifisches Signal von der akzessorischen Zelle. Dieses zweite Signal ist sehr wahrscheinlich Interleukin 1 (IL-1), das von der akzessorischen Zelle produziert wird. IL-1 induziert die Synthese von Interleukin (IL-2) und die Expression von IL-2 Rezeptoren durch die T-Zellen.

IL-2 stimuliert dann die Zellteilung und die klonale Vermehrung der Antigen-stimulierten T-Lymphozyten.

Die T-Lymphozyten lassen sich aufgrund ihrer unterschiedlichen Glykoproteine an der Zellmembran in mehrere Subpopulationen unterteilen, die mit Hilfe monoklonaler Antikörper definiert werden können:

Die T-Helferzellen spielen eine wichtige Rolle bei der Aktivierung und Regulation der Immunantwort. Sie entstehen während der Differenzierung der immunkompetenten T-Lymphozyten und werden durch Antigenkontakt von den Makrophagen über Antigenpräsentation (Abb. 1) spezifisch aktiviert. Diese Aktivierung kann von T-Suppressorzellen antagonisiert werden.

Die aktivierten T-Helferzellen sind zum einen für die Proliferation immunkompetenter B-Zellen und damit für die Produktion spezifischer Antikörper durch Plasmazellen verantwortlich. Zum anderen aktivieren sie über Interferon die NK-Zellen, die vor allem für die Abwehr virusinfizierter Zellen und Tumorzellen verantwortlich gemacht werden, sowie über Lymphokine die Makrophagen, welche ebenfalls im aktivierten Zustand immunregulierend wirken. Weiterhin sind die T-Helferzellen an der Bildung zytotoxischer T-Effektorzellen beteiligt: sie sezernieren IL-2, das zur Proliferation antigensensibilisierter T-Zellen zu zytotoxischen T-Killerzellen beiträgt (Roitt et al., 1985; Solbach et al., 1983).

T-Suppressorzellen besitzen im Gegensatz zu T-Helferzellen an ihrer Zellmembran Histaminrezeptoren. Es ist anzunehmen, daß sie über Lymphokine sowohl die anderen T-Zellsubpopulationen als auch die Proliferation von B-Zellen und damit die Antikörperproduktion sowie die Makrophagenaktivität kontrollieren und so eine örtliche und zeitliche Immunantwort überhaupt erst ermöglichen (Roitt et al., 1985).

Ca. 15 % der Lymphozyten können keiner dieser Gruppen zugeordnet werden, man nennt sie deshalb "Null-Lymphozyten". Zu dieser Gruppe gehören die "natural killer cells" oder NK-Zellen. Die NK-Zellen werden über Interferon aktiviert und vernichten die als fremd erkannten Zielzellen über eine direkte zytotoxische Reaktion. Die Zytolyse durch NK-Zellen ist nicht antikörpervermittelt (Roitt et al., 1985). NK-Zellen unterliegen nicht der HLA-Restriktion.

Der T-Zell Rezeptor (TCR) besteht strukturell aus zwei Ketten, die eng mit dem CD3-Protein-Komplex assoziiert sind. Der CD3-Komplex spielt wahrscheinlich eine wichtige Rolle bei der Signaltransduktion vom TCR – G-Protein vermittelt – in das Zytoplasma. Bisher wurden zwei Typen des TCR mit jeweils unterschiedlichen Ketten identifiziert: der "klassische" α/β-TCR und der γ/δ-TCR (Van Dongen et al., 1991), wobei γ/δ-TCR^{+}-Lymphozyten möglicherweise nicht der MHC-Restriktion unterliegen (Lefrancois et al., 1991).
Die spezifischen Funktionen insbesondere des γ/δ–TCR sind bisher nicht vollständig geklärt.

Da γ/δ^+-T-Zellen besonders häufig in der Haut lokalisiert sind (Bos et al., 1990), wird eine Art 'primitive Immunfunktion' diskutiert, die eindringende Pathogene abwehren soll (Janeway, 1988).

Der γ/δ-TCR scheint jedoch auch bei entzündlichen Prozessen eine Funktion zu haben, so können Mykobakterien γ/δ^+-T-Zellen aktivieren, diese wiederum können Zytokine produzieren (Spits et al., 1991).

Darüber hinaus ergaben sich Hinweise darauf, daß der γ/δ-TCR bei Autoimmunprozessen eine wichtige Rolle spielt, möglicherweise indem er heat-shock Proteine erkennt, welche vermehrt von gestreßten Zellen exprimiert werden, und von diesen wiederum der γ/δ-TCR stimuliert wird (O'Brian und Born, 1991).

Hinzu kommt, daß eine Reihe von Befunden dafür sprechen, daß γ/δ^+-T-Zellen spezifisch in Viruserkrankungen involviert sind, hierbei eine Gedächtnisfunktion auszuüben und insbesondere nach Elimination des Virus zu akkumulieren scheinen (Doherty et al., 1991).

Deshalb fand der γ/δ–TCR in den letzten Jahren verstärktes Interesse in Zusammenhang mit der Erforschung von Autoimmunerkrankungen bzw. Erkrankungen mit einer vermuteten Autoimmunpathogenese, sowie von Virusinfektionen.

Die humanen γ/δ–TCR Gen - Orte liegen auf Chromosom 7 (γ-Sequenz) und 14 (δ-Sequenz). Die genetische Organisation des TCR ist heute bekannt. Die genetische Information des δ–TCR liegt innerhalb des α–TCR Komplexes und enthält einige 'variablen' δ–Gen-Abschnitte ($V\delta$), drei 'diversity'-Abschnitte ($D\delta$), drei 'Joining' Gen-Segmente ($J\delta$) und eine konstante Region ($K\delta$). Die γ–TCR -Gene enthalten zwei konstante Gen-Segmente ($K\gamma$), dem zwei oder drei 'Joining'-Segmente ($J\gamma$) vorausgehen und eine beschränkte Anzahl variabler Gen-Segmente ($V\gamma$) (van Dongen, 1991). Diese Kenntnis ermöglicht die Untersuchung des TCR mit molekulargenetischer Methodik.

1.1.3. Lymphozytentransformationstests (Antigen- und Mitogenstimulation)

Werden immunkompetente Lymphozyten durch spezifische Antigene aktiviert, so kommt es zur morphologischen Transformation der Zellen zu Immunoblasten, zu vermehrter DNS-Synthese und zur Zellproliferation (Ellner et al., 1979). Dabei entstehen je nach Art und Konzentration des Antigens spezifisch geprägte Lymphozyten mit unterschiedlicher Funktion. So wird ein Teil der Lymphozyten bei der Immunreaktion zu "Gedächtniszellen" sensibilisiert, welche auch in vitro durch das entsprechende Antigen aktiviert werden können und damit eine abgelaufene Immunreaktion auch außerhalb des Organismus nachweisen lassen. Dieses Prinzip wird als "spezifischer" Lymphozyten-Transformations-Test (LTT) bezeichnet (Schwenke, 1978).

Neben der spezifischen Antigen-Stimulation von Lymphozyten können diese immunkompetenten Zellen auch unspezifisch durch aus verschiedenen Pflanzen extrahierbaren Lektinen, den sogenannten Mitogenen, aktiviert werden (Greaves

Tabelle 1: Stimulierung der Lymphozytensubpopulationen durch Antigene bzw. Mitogene

ANTIGENE:	Varidase:	Lymphozyten insgesamt
	Tetanustoxoid	T-Zellen
	Diphtherietoxoid	T- und B-Zellen
	Tuberkulin	T-Zellen
	Vaccina	T-Zellen
	Masern	T-Zellen
	Rubella	T-Zellen
	Antigencocktail (viral und bakteriell)	T- und B-Zellen
MITOGENE:	Protein A	B-Zellen
	Concanavalin A	T-Suppressorzellen
	Phythämagglutinin	T-Helferzellen
	Pokeweed Mitogen	B-Zellen

et al., 1974; Piquet und Vassali, 1973). Diese Mitogene werden über bestimmte Rezeptoren an die Lymphozytenmembran gebunden, verändern dadurch die Transporteigenschaften der Zellmembran und führen so zu erhöhtem intrazellulären Stoffwechsel mit vermehrter DNS-Synthese. Dieser durch Mitogene induzierte Vorgang wird als "unspezifischer" LTT bezeichnet. Durch die Aktivierung der Lymphozyten in vitro durch Mitogene lassen sich verschiedene Lymphozytenpopulationen und -subpopulationen funktionell charakterisieren, da verschiedene Mitogene entweder hauptsächlich oder sogar ausschließlich nur T- bzw. B-Lymphozyten stimulieren. T- und B-Zell-Mitogene werden zwar von allen Lymphozyten gebunden, sie führen aber, ähnlich wie die verschiedenen Antigene, nur bei bestimmten Populationen zur DNS-Synthese und Proliferation (vgl. Tab. 1).

So aktiviert Phythämagglutinin (PHA), ein Extrakt der roten Nierenbohne (Phaseolus vulgaris) vor allem T-Helferzellen, nicht aber B-Lymphozyten, obwohl diese ebenfalls PHA an ihrer Oberfläche binden können (Geha et al., 1974; Nowell, 1960; Watson et al., 1982).

Concanavalin A (ConA), ein Lektin der Schwertbohne (Concavalia ensiformis), benutzt gleiche oder ähnliche Rezeptoren an der Lymphozytenmembran wie PHA, aktiviert aber vor allem T-Suppressorzellen (Dutton, 1972; Ferlman et al., 1970; Mizerski et al., 1981; Peavy und Pierce, 1974; Rich und Pierce, 1973; Rich und Rich, 1975; Shou et al., 1976).

Pokeweed Mitogen (PWM), ein Extrakt der amerikanischen Kermesbeere (Phytolacca americana), setzt sich aus fünf wirksamen Proteinkomponenten zusammen, von denen eine als T-Zellaktivator wirksam ist, während die anderen vier Komponenten B-Lymphozyten zur Immunglobulinsynthese und Proliferation stimulieren (Geha et al., 1974; Piquet und Vassali, 1973; Watson et al., 1982).

Als reiner B-Zellstimulator gilt das aus der Zellwand von Staphylokokkus aureus extrahierte Protein A (Forsgren und Sjöquist, 1966; Forsgren et al., 1976; Möller und Svehag, 1972; Sakane und Green, 1978).

1.2. Grundlagen der Interaktion von Nervensystem und Immunsystem

Das Nervensystem und das Immunsystem besitzen viele gemeinsame Charakteristika. Beide Systeme sind fähig zu lernen und das Gelernte im Gedächtnis zu speichern; auf diese Weise können sie konditioniert werden. Es wurden gemeinsame biochemische Eigenschaften beschrieben, die wahrscheinlich die Kommunikation untereinander ermöglichen. Zu diesen Eigenschaften zählt die Zusammensetzung der Zellmembran (Phospholipide) und die Expression von Rezeptoren, die an second-messenger-Systeme gekoppelt sind. Aufgrund dieser Eigenschaften weisen sie ein hohes Maß an Plastizität und Multiplizität auf.

Bis in die neueste Zeit hinein wurde jedoch das Immunsystem als ein System ohne funktionelle Verbindung mit dem zentralen Nervensystem angesehen. Das Fehlen lymphoiden Gewebes im ZNS einerseits und die Funktion der Blut-Hirn-Schranke, die das Eindringen von immunkompetenten Zellen in das Gehirn verhindern soll (Leibowitz und Hughes, 1983), gaben zu dieser Vermutung Anlaß.

Andererseits hatte es sehr früh Beobachtungen gegeben, daß Streß zu einer relativen Mononukleose (Menkin, 1928) und Angst zu einer Leukozytose führe (Farris, 1938). Bereits 1926 wurde die klassische Konditionierung einer Immunantwort (Metal`nikov u. Chorine, 1926) beschrieben. Auch eine abnorme Funktion des Immunsystems bei psychiatrischen Erkrankungen wurde bereits in den ersten Jahrzehnten dieses Jahrhunderts diskutiert, insbesondere von russischen (Khoroshko, 1912), aber auch von deutschen (Lehmann-Facius, 1937; Lehmann-Facius, 1939) und amerikanischen Autoren (Dameshek, 1930).

Erst in den siebziger Jahren wurde die von manchen Autoren bereits lange vermutete Interaktion zwischen Nervensystem und Immunsystem zum Gegenstand systematisierter Grundlagenuntersuchungen auf dem Gebiet der Neurotransmitterforschung, der Neuroendokrinologie und der Neuroanatomie, wobei im Tierversuch auch gezielte Läsionsstudien durchgeführt wurden (vgl. Müller, 1990a).

Seither fanden psychoneuroimmunologische Fragestellungen verstärktes Interesse und seit Mitte der 80'ger Jahre wuchs die Zahl der Publikationen auf

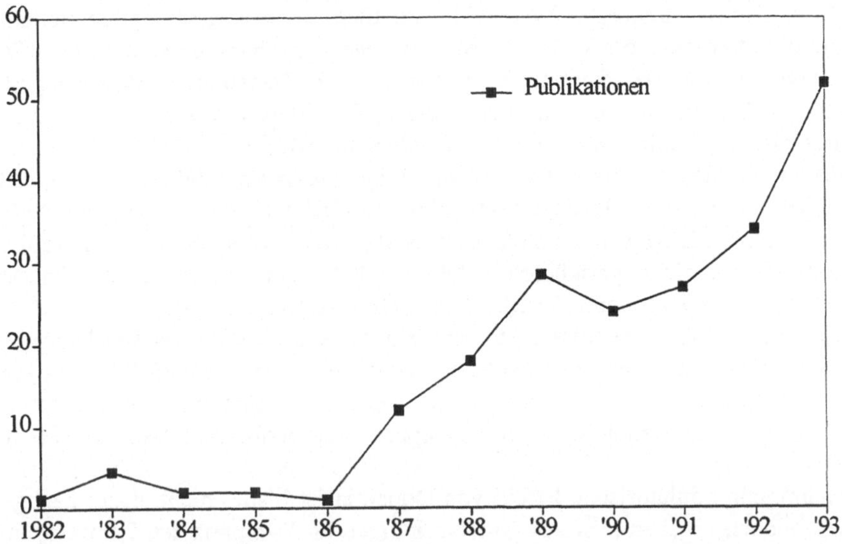

Abb. 2: Zahl der jährlichen Publikationen zum Stichwort 'Psychoneuroimmunologie'

diesem Gebiet stetig, wie eine Abfrage des 'Medline'-Systems mit dem Stichwort Psychoneuroimmunologie ergab (Abb. 2).

1.2.1. Neurotransmitter

Sowohl im Tierversuch (DePelchin und Letesson 1981a, 1981b) als auch in vitro (Sanders und Munson, 1984) wurde ein Anstieg der Antikörperproduktion durch Gabe von Noradrenalin und niedriger Dosen des β–Agonisten Isoproterenol beobachtet, wobei dieser Effekt wahrscheinlich überwiegend auf einer Wirkung des b2-Adrenorezeptor-Subtyps beruht (Sanders und Munson, 1985a).

Es wurde postuliert (De Pelchin und Letteson, 1981a), daß die Steigerung der Antikörperproduktion auf einer durch den β–Adrenorezeptor vermittelten Hemmung der T-Suppressor-Zellen beruht, andererseits fanden sich auch Hinweise (Burchiel und Melmon, 1979) auf einen T-Zell-vermittelten agonistischen Effekt auf B-Zellen und/oder Makrophagen. Darüber hinaus fand sich eine veringerte Lymphozytenantwort auf das T-Zell-Mitogen Concanavalin A nach Gabe von b_2-Agonisten sowie Noradrenalin und Adrenalin (Johnson et al., 1981).

Concanavalin A induziert die Proliferation von T-Suppressorzellen. Beim Menschen wurde nach sympathischer Aktivation durch physischen Streß, aber auch durch psychischen Streß oder Adrenalin-Infusion einen Anstieg der β–adrenergen Rezeptoren, der mit einem Anstieg der Zahl der T-Suppressor ($CD8^+$)- und Natural-Killer (Leu-7)-Zellen verbunden war, beobachtetet (Landmann, 1989).

Die Rolle des α–adrenergen Systems hinsichtlich des Einflusses auf Immunantwort und Antikörperproduktion ist bisher weniger gut charakterisiert, jedoch liegen Hinweise dafür vor, daß eine Aktivierung der α_2-Rezeptoren eine verringerte Antikörper-Antwort hervorruft, wobei der Effekt durch den α_2-Antagonisten Phentolamin aufgehoben werden kann (Sanders und Munson, 1985b).

Hinsichtlich des serotonergen Systems zeigten experimentelle Arbeiten, daß durch Serotonin bzw. 5-Hydroxytryptophan möglicherweise die IgM- und IgG-Antwort beeinflußt werden kann (Jackson et al., 1985), wobei es sich aber wohl in erster Linie um einen peripheren Effekt handelt, denn systemisch appliziertes Serotonin durchdringt kaum die Blut-Hirn-Schranke (Roszman et al., 1985). Darüber hinaus sind die Ergebnisse, daß eine Aktivierung serotonerger Mechanismen eine Suppression der Immunantwort hervorruft (Devoino et al., 1975), nicht eindeutig, denn andererseits wurde nach zentraler Hemmung des Serotonin-Metabolismus bei Ratten eine Immunsuppression beobachtet (Boranic et al., 1987).

Der immunmodulatorische Effekt von Dopamin ist bisher nicht sicher nachgewiesen, jedoch ergaben sich aus Untersuchungen an Lymphozyten Hinweise auf das Vorhandensein von Dopamin-Rezeptoren (LeFur et al., 1980) bzw. Bindungsstellen für den Dopamin-Antagonisten Spiperon (Bondy et al., 1984), wobei der funktionelle Aspekt bisher ungeklärt ist. Wahrscheinlich handelt es sich um Bindungsstellen für ein Dopamin-Transportsystem in den Lymphozyten (Bondy et al., 1990). In vitro zeigte sich eine Hemmung der Lymphozyten-Transformation durch Dopamin (Baker et al., 1977). Andererseits wurde beschrieben, daß Dopamin einen Anstieg der T-Zell-Response und einen Abfall der B-Zell-Response bewirken kann (Hall und Goldstein, 1981).

1.2.2. Endokrines System

Die immunmodulatorischen Effekte der Hormone der Hypothalamus-Hypophysen-Nebennierenriendenachse auf das Immunsystem sind heute weitgehend bekannt und werden z.B. hinsichtlich der immunsuppressiven Wirkung der Glucocorticoide in pharmakologischen Dosen therapeutisch eingesetzt. Rezeptoren für Corticosteroide (Cake und Litwaak, 1975; Werb et al., 1978), Insulin (Heldermann und Strom, 1978), Wachstumshormon (Arrenbrecht, 1974), Östradiol (Gilette und Gilette, 1979), Testosteron (Abraham und Buga, 1976) und Thyrotropin (Harbour et al., 1990) wurden auf lymphoiden Zellen nachgewiesen. Abhängig von Dosis und Zeitpunkt der Verabreichung des Hormons wurden supprimierende oder stimulierende Effekte auf das Immunsystem durch Hormone beschrieben. Generell supprimieren Glucocorticoide, Östrogene und Progesteron die Immunantwort in vivo, während Wachstumshormon, Thyroxin und Insulin die Immunantwort stimulieren (Besedovsky et al., 1983a; Saphier, 1989; Irwin et al., 1988).

Eine wichtige Rolle bei der Regulation der humoralen und zellulären Immunantwort scheint auch Prolactin zu spielen. Es liegen Befunde vor, daß sich Prolactin-Rezeptoren auf Lymphozyten finden (Richards et al., 1982). Die Lymphozytenstimulierbarkeit scheint von der Höhe des Prolactinspiegels abhängig zu sein (Hiestand et al., 1986). An Milzzellen von Mäusen wurde die Produktion eines Faktors nachgewiesen, der über Prolactin-ähnliche Eigenschaften verfügt (Montgomery et al., 1987). So kann etwa durch Gabe des Dopamin-Agonisten Bromocryptin, der die Prolactin Sekretion hemmt, die Antikörper-Produktion gehemmt werden, während durch Gabe von Prolactin oder Wachstumshormon dieser Effekt wieder antagonisiert werden kann (Hardy et al., 1978). Weiterhin konnte nachgewiesen werden, daß Prolactin dosisabhängig das Immunsuppressivum Cyclosporin A an der Bindungsstelle der T-Lymphozyten kompetitiv hemmt (Russel et al., 1984; Russel et al., 1988). *Hiestand* et al. (1986) vermuten ebenso wie einige andere Autoren, daß der Effekt von Cyclosporin A, das in der Transplantationchirurgie routinemäßig als Immunsuppressivum eingesetzt wird, auf der Hemmung der Wirkung von Prolactin beruht. In-vivo-Daten bei Menschen weisen darauf hin, daß einer Abstoßungsreaktion bei herztransplantierten Patienten eine Erhöhung des Prolactin-Plasmaspiegels vorausgeht (Carrier et al., 1987).

Bereits seit längerer Zeit ist bekannt, daß nicht nur das Immunsystem durch das hormonelle System beeinflußt wird, sondern – vice versa – auch Immuneinflüsse das endokrine System steuern können. *Besedovsky* et al. (1977; 1983a; 1983b) zeigten, daß nach einer Antigeninjektion von Versuchstieren das Maximum der Antikörper-Produktion von einem Anstieg der Feuerungsrate hypothalamischer Nuclei begleitet ist bei den Tieren, die immunologisch auf das Antigen antworten (vgl. auch Saphier und Ovadia, 1990).

Im Tierversuch wurde auch beobachtet, daß sich die Glucocorticoidkonzentration im Blut während einer Immunantwort zum Zeitpunkt der maximalen Antikörperproduktion auf das zwei-bis dreifache erhöht und dabei eine immunsuppressive Wirkung erzielt wird. Der Autor postuliert, daß dieser Glucocorticoidanstieg zur Immunspezifität beiträgt, denn T-Zellen, die nicht von Antigen aktiviert werden, zeigten sich stärker durch Steroide supprimierbar als aktivierte T-Zellen (Besedovsky, 1983a).

Weiterhin wurde gefunden, daß das Hypophysenhormon ACTH auch in Lymphozyten produziert wird (Hall et al., 1985), wobei sich keine biologischen oder funktionellen Unterschiede zu dem hypophysär produzierten ACTH zeigten. Bei hypophysektomierten Mäusen konnte ein Cortison- und ACTH-Anstieg nach experimenteller Virusinfektion nachgewiesen werden (Smith et al., 1982). Im Tierversuch und auch beim Menschen (Dumonde et al., 1985) wurde beobachtet, daß das Thymus-Hormon Thymosin einen Anstieg von ACTH, β–Endorphin und Cortisol dosisabhängig stimulieren kann (Hall et al., 1989). Andererseits konnte bei Affen durch Thymektomie ein signifikanter Abfall von ACTH, Cortisol und β–Endorphin erreicht werden (Healey et al., 1983).

Neuere Publikationen zeigen, daß nicht nur Cortisol und ACTH, sondern auch andere Hormone von Lymphozyten produziert werden. So wurde nachgewiesen

(Weigent und Blalock, 1990), daß Immunzellen GH produzieren können und wahrscheinlich alle wesentlichen Immun-Zell-Typen (Makrophagen, B-Zellen, T-Zellen und NK-Zellen) durch GH beeinflußt werden. Auch TSH wird einerseits von Immunzellen produziert (Krueger et al., 1989; Smith et al., 1981; Harbour et al., 1989), andererseits interagiert TSH direkt mit B-Lymphozyten, bindet an einen spezifischen Rezeptor und moduliert auf diese Weise wohl die Immunantwort (Harbour et al., 1990).

In vitro erhöht TSH – T-Lymphozyten-abhängig und -unabhängig – die Antikörper-Antwort (Blalock et al., 1984; Kruger und Blalock, 1986; Kruger et al., 1989).

Es scheint, daß Peptidsignale des Immunsystems und des endokrinen Systems zum Teil gemeinsame Funktion haben, und *Blalock* (1984) kommt zu dem Schluß, daß es in Zukunft schwierig werden wird, zwischen Funktionen und Signalen des Immunsystems und des endokrinen Systems zu unterscheiden (vgl. Schulz und Raedler 1986). ACTH stimuliert neben Corticosteroiden auch die Poduktion von β–Endorphinen (Solomon, 1987). Zwischen ACTH, β–Endorphinen und Interferon bestehen Ähnlichkeiten der antigenen Wirksamkeit; weiterhin sind Enkephalin und ACTH Produkte desselben Precursor-Moleküls (POMC; Smith und Blalock 1981).

1.2.3. Interleukine

Zwischen ACTH und Interleukinen bestehen bidirektionale Wechselwirkungen: so können Glucocorticoide die IL-2-Produktion, also die Produktion des T-Zell-Growth-Factors (Gillis et al., 1979), und die Expression von IL-2-Rezeptoren in vitro kontrollieren (Reed et al., 1986), andererseits kann IL-2-Gabe ACTH und Corticoid-Spiegel anheben (Lotze et al., 1985). Patienten, denen therapeutisch IL-2 appliziert wurde, zeigten eine erhöhte GH-Ausschüttung (Atkins et al., 1986).

SMITH et al. (1989) beschrieben ein in Hypophysenzellen gebildetes Protein, welches an den IL-2-Rezeptor und an IL-2 bindet. Die Autoren hypostasieren, daß dieses Molekül zur Kommunikation zwischen dem Immunsystem und dem neuroendokrinen System dient.

Auch zwischen IL-1 (Lymphozyten-Aktivierungs-Faktor) und dem neuroendokrinen System sind wechselseitige Beeinflussungen beschrieben. So kann IL-1 ebenfalls die ACTH-Ausschüttung aktivieren, wobei nicht geklärt ist, ob IL-1 direkt auf Hypophysen-Zellen wirkt (Bernton et al., 1987), oder ob Corticotropin-Releasing-Factor (CRF) – produzierende Neuronen durch IL-1 aktiviert werden, wie es andere Befunde nahelegen (Berkenbroch et al., 1987; Sapolski et al., 1987).

In-vitro Daten weisen darauf hin, daß IL-1 (Bernton et al., 1987) und IL-6 (Spangelo et al., 1987) die GH-Ausschüttung aus dem Hypophysenvorderlappen stimulieren. Intraventrikuläre Gabe von IL-1 stimuliert bei Ratten nicht nur die Freisetzung von GH, sondern auch von TSH und Prolaktin (Rettori et al., 1987).

Allerdings konnte in einer anderen Studie der Befund, daß intraventrikuläre IL-1 Gabe die GH-Freisetzung stimuliert, nicht bestätigt werden (Gova et al., 1989).

Eine direkte Wirkung auf Gehirnzellen durch IL-1 erscheint wahrscheinlich, insbesondere da gezeigt werden konnte, daß IL-1 den Noradrenalin-Turnover im Gehirn steigern kann (Dunn, 1988). Umgekehrt hemmen Glucocorticoide die IL-1-Produktion (Besedovsky et al., 1986).

IL-1 wird von Makrophagen als Antwort auf eine Stimulierung der Immunantwort synthetisiert (Dinarello, 1984).

In letzter Zeit konnte jedoch gezeigt werden, daß auch andere Zell-Typen inklusive Astrozyten (Fontana et al., 1984a) und Mikroglia (Giulian et al., 1985), also Zellen des ZNS, IL-1 synthetisieren können. Doch nicht nur Mikrogiazellen und Astrozyten scheinen die Fähigkeit zur IL-1 Synthese zu besitzen, sondern auch neuronales Gewebe. IL-1 immunreaktive Neuronen – und zwar die Untergruppe IL-1b – konnten auch in menschlichen fronto-basalen Hirnabschnitten nachgewiesen werden (Breder et al., 1988). Ein Ansteigen des Slow-wave Schlafs, Hemmungen des REM-Schlafs und ein Ansteigen der langsamen Wellen im EEG fanden sich im Tierversuch als Folge der Applikation von IL-1 (Krueger et al., 1989) im ZNS, weiterhin wurde Appetitverlust beschrieben (McCarthy et al., 1986; Plata-Salaman et al., 1988; Übersicht: van Calker, 1990).

Auch IL-2 hat verschiedene ZNS-Wirkungen und insbesondere von *Smith* (Smith, 1991; Smith, 1992) wurde eine Schlüsselrolle für IL-2 bei der Schizophrenie postuliert.

Die Hypothese, daß eine überschießende IL-2-Produktion eine wichtige Rolle in der Pathogenese der Schizophrenie spielt, wird von dem Befund gestützt, daß IL-2 dosisabhängig schizophrenie-ähnliche Symptome auslösen kann. Eine Untersuchung zeigte, daß 65% der Patienten, die mit einer hohen Dosis von IL-2 behandelt wurden, Symptome wie Wahn und schwere kognitive Störungen entwickelten, weniger hingegen affektive Auffälligkeiten (Denicoff et al, 1987). Da peripher appliziertes IL-2 die Blut-Hirn Schranke nicht überwinden kann, scheint dieser Befund nicht durch eine direkte IL-2 Wirkung erklärbar. Allerdings zeigen eine Reihe anderer Daten, daß die periphere Gabe von IL-2 Schädigungen der Blut-Hirn-Schranke hervorrufen kann, vermutlich durch eine von der IL-2-Wirkung an Endothelzellen vermittelte Permeabilitäsveränderung (Ellison, 1987; Ellison, 1990; Rosenstein et al, 1986). Eine Störung der Blut-Hirn-Schranke wurde auch an Patienten beobachtet, die wegen eines Karzinoms mit rekombinantem IL-2 behandelt wurden; diese Patienten hatten vorher – wie die Karzinom-Patienten der oben angeführten Studie – keinen Hinweis auf eine ZNS-Beteiligung gezeigt (Saris et al, 1988). Daß es auch durch die intrathekale Gabe von IL-2 möglich ist, die Blut-Hirn-Schranke zu schädigen (Watts et al, 1989), spricht dafür, daß eine erhöhte intrazerebrale IL-2 Ausschüttung zu einer Öffnung der Blut-Hirn-Schranke "von innen" führen kann.

Die besondere Dichte der Interleukin-2 Rezeptoren in der Pyramidenzellschicht des Hippocampus (Plata-Salaman und Ffrench-Mullen, 1993) weist auf einen funktionellen Zusammenhang von IL-2 mit dem Pyramidenzellsystem hin, wohingegen z.B. IL-1 in der Pyramidenzellregion nicht vorliegt (De Souza, 1994). Hier sollte der Hinweis nicht fehlen, daß insbesondere bei paranoid-halluzinatorischen schizophrenen Patienten eine Verminderung der Pyramidenzellzahlen beschrieben wurde (Bogerts, 1990).

In diesem Zusammenhang ist auch TNF–α zu nennen. Insbesondere, da TNF–α den Katecholaminstoffwechsel beeinflußt, indem eine chronische TNF–α Sekretion die Inaktivierung der Katecholamin-Sekretion (Soliven und Albert, 1992) vermittelt, was wiederum zu TNF–α–Anstieg führt (bei Autoimmunerkrankungen). Hier ist also ein positiver feed-back loop mittels Selbstaktivierung wirksam. Akut sind andererseits stimulatorische Effekte von TNF–α und IL-1 auf das Katecholaminsystem beschrieben, wobei dies über ZNS-Mechanismen vermittelt ist (Soliven und Albert, 1992). Es sind also enge Interaktionen dieser Zytokine mit dem Neurotransmittersystem festzustellen, die möglicherweise direkte Auswirkungen auf das Verhalten und Befinden haben.

Auch für IL-6, das synergistisch mit TNF–α wirkt und im ZNS von Astrozyten und Mikroglia produziert wird, sind enge Wechselwirkungen mit Neurotransmittern beschrieben, denn die IL-6 Produktion in Astrozyten wird durch Noradrenalin stimuliert. Möglicherweise ist hier ein direktes Verbindungsglied zwischen Streß-Effekten mit erhöhter Noradrenalin-ausschüttung und dem Immunsystem zu finden. Erste Untersuchungen legen nahe, daß Streßeffekte und Coping den Verlauf von HIV-Erkrankungen beeinflußen. Da Astrozyten mehr adrenerge Rezeptoren als Neurone aufweisen, ist eine besonders ausgeprägte Wirkung des Noradrenalinsystems auf Astrozyten wahrscheinlich, die sich in der Zytokinsekretion manifestiert (Norris und Beneviste, 1993). Darüber hinaus erleichtert IL-6 ebenfalls das Eindringen von Lymphozyten in des ZNS und unterstützt die Öffnung der Blut-Hirn-Schranke "von innen" (Muraguchi et al, 1988), sodaß auf diesem Wege auch streßinduzierte Sörungen der Blut-Hirn-Schranke denkbar sind. Für Schizophrenie und affektive Psychosen ist ein solcher Weg Streß-mediierter Immunauffälligkeiten zu postulieren, denn nach dem Vulnerabilitäts-Streß-Modell (siehe unten) kann Streß ein wesentlicher Auslösefaktor für endogene Psychosen sein.

1.2.4. Läsionsstudien

Der Hypothalamus ist die Struktur, die in erster Linie die neuronale Kontrolle über das endokrine System ausübt (Pfaff, 1980). Bei der hypostasierten engen Beziehung zwischen Immunsystem und endokrinem System müßten auch hypothalamische Strukturen in die Immunregulation einbezogen sein. Das konnte von mehreren Autoren gezeigt werden (Brooks et al., 1982; Rozman et al., 1982; Saphier et al., 1987).

Aber auch extrahypothalamische Strukturen spielen eine wichtige Rolle bei neuroendokrinen Prozessen (King und Nance, 1986) und auch bei Immunprozessen, wie Läsionsstudien der Septal-Region zeigten (Nance et al., 1987).

Auch die Hippocampus-Region ist in neuroendokrine und in Neuroimmun- Prozesse involviert (Nance et al., 1987).

Da Hypothalamus und autonomes Nervensystem in engem kommunikativen Zusammenhang mit anderen Hirnarealen stehen, ist zu erwarten, daß auch Läsionen anderer Hirnteile zu Veränderungen der Immunantwort führen, was entsprechende Untersuchungen an Mäusen zeigten (Biziere et al., 1985). Im Gegensatz zu Placebo-operierten Mäusen (nur Narkose und Eröffnung des Schädels) zeigte sich bei linkskortikaler Läsion ein Abfall der T-Zellen in der Milz und ein Abfall der Mitogen-Antwort der T-Zellen sowie eine reduzierte NK-Aktivität, während bei rechtskortikaler Läsion dieser Effekt nicht sichtbar war. Es scheint, daß der Einfluß des Kortex auf die T-Zell-Antwort ein lateralisiertes Phänomen ist. Kortikale Läsionen, insbesondere links-kortikale Läsionen, beeinflussen auch das mononukleäre Phagozyten-System (Neveu et al., 1989), weiterhin zeigten sich ähnliche Effekte auf die Mitogen-induzierte B-Zell-Antwort (Neveu et al., 1986).

1.2.5. Innervation lymphatischen Gewebes und Expression lymphoider Strukturen auf ZNS-Gewebe

Eine Innervation lymphoider Organe wie Thymus, Milz und Lymphknoten konnte teilweise schon früh gezeigt werden (Reilly et al., 1979; Tonkoff 1899; Crotti 1918). Die Befunde ließen darauf schließen, daß das sympathische und parasympathische Nervensystem bei der Steuerung der Immunantwort mitwirken könnte. *Calvo* (1968) wies nach, daß sich im Knochenmark myelinisierte Nervenfasern befinden, sodaß eine Einwirkung des Nervensystems bereits bei der Entstehung immunkompetenter Zellen diskutiert werden muß.

Funktionelle Zusammenhänge zwischen sympathischer Innervation und dem Immunsystem wurden mit Hilfe chemischer Sympathektomie gefunden (Williams et al., 1981): nach chemischer Sympathektomie fand sich eine verstärkte Antikörper-Antwort auf Gabe von Schafs-Erythrozyten bei Mäusen, so daß postuliert wurde, daß Sympathektomie in der Peripherie eine Steigerung der Immunkompetenz bewirke.

Das Vorhandensein von noradrenergen Rezeptoren, meist β–Rezeptoren, auf Lymphknoten (Hadden et al., 1970; Singh et al., 1979) lassen vermuten, daß adrenerge Aktivität bei der Regulierung der Lymphozytenaktivität oder Lymphozytenreifung eine Rolle spielt.

Immunzytochemische Befunde weisen auf das Vorhandensein von Neuropeptiden in lymphoidem Gewebe hin (Felten et al., 1985). So fand sich (Giron et al., 1980) bei Ratten eine weit höhere Konzentration adrenerger Bindungsstellen in Lymphknoten als in anderem sympathisch innerviertem Gewebe, wie z.B. Iris oder Vas deferens. Auch zwischen Hirnstamm und Thymus konnten neuronale Verbindungen nachgewiesen werden (Bulloch und Moore, 1981). Diese und andere neuroanatomischen Grundlagenuntersuchungen (Überblick: Bulloch 1985) bilden die Grundlage zum Verständnis der Zusammenhänge zwischen lymphoiden Organen und Nervensystem.

Einige Befunde der letzten Jahre erregten Aufmerksamkeit dadurch, daß auf Hirngewebe molekulare Strukturen gefunden wurden, die bisher ausschließlich als Teil des Immunsystems Klasse I- und II angesehen wurden. Die Expression von HLA-Antigenen auf Astrozyten (Hirsch et al., 1983; Wong et al.,1984; Fontana et al.,1984; Fierz et al., 1985) und Mikroglia (Guilian, 1987; Hickey und Kimura, 1988) zeigt, daß Antigen-präsentierende Zellen auch im ZNS vorhanden sind und Immunreaktionen im ZNS ablaufen, wobei sich die Blut-Hirn-Schranke bei entzündlichen Prozessen öffnet. Auf neuronalen Zellen wurden bisher allerdings keine HLA-Antigene beschrieben. Da HLA-Antigene auf allen kernhaltigen Zellen exprimiert werden, zeigt dies lediglich, daß dies auch für zumindest einen Teil der kernhaltigen ZNS Zellen gilt.

Dieser Befund mag für ZNS Erkrankungen, bei denen Immunprozesse eine pathogenetisch wichtige Rolle spielen, von Bedeutung sein. Als Beispiel dafür kann die multiple Sklerose genannt werden, deren Autoimmunpathogenese zwar bisher nicht völlig aufgeklärt werden konnte, jedoch vermutet wird (Hohlfeld, 1989; Linington und Hohlfeld, 1990; Wekerle, 1991) und bei der Immunsuppressiva nachgewiesenermaßen therapeutisch wirksam sind (Hohlfeld, 1991; Lisak, 1988).

Eine zusätzliche Bedeutung kann Befunden zukommen, die das Vorhandensein bisher ausschließlich dem Immunsystem zugerechneter antigener Determinanten im Gehirn zeigen. Zwar konnten *Reif* und *Allen* (1964) bereits früh gemeinsame antigene Determinanten bezüglich eines Thymus-Antigens (Thy-1) zwischen Immunsystem und Nervensystem der Maus beschreiben, erst in letzter Zeit mehren sich jedoch Befunde über gemeinsame Antigen-Determinanten bei humanen ZNS-Zellen, da erst durch die Einführung der monoklonalen Antikörper eine exakte immunhistochemische Methode zur Verfügung steht (Hauser et al., 1983). Seither konnten antigene Determinanten auf neurogenem Tumorgewebe (Wikstrand et al., 1982; Budka und Majdic, 1985), und Glia-Zellen (Budka und Majdic, 1985), sowie Myelin (Schuller-Petrovic et al., 1983), aber auch auf Neuronen (Hogg et al., 1981; Kemshead et al., 1981) und speziell Purkinje-Neuronen (Garson et al., 1982), nachgewiesen werden. Die funktionale Bedeutung der gemeinsamen antigenen Determinanten ist bis heute noch weitgehend ungeklärt; vermuten läßt sich eine Bedeutung für die Interaktion von Nervensystem und Immunsystem, wobei möglicherweise Störungen im Gleichgewicht des Systems für die Pathogenese von immun-abhängigen neuropsychiatrischen Erkrankungen mitverantwortlich sind. Ein Beispiel für die Interaktion Nervensystem – Immunsystem ist die Expression des $CD4^{+}$-Moleküls auf neuronalem ZNS-Gewebe, an welches vermutlich der AIDS-Virus "andockt" und wahrscheinlich auf diesem Wege die neuropsychiatrische Symtomatik (Maddon et al., 1986; Funke et al., 1987), wie die AIDS-abhängige Demenz (Naber et al., 1989), verursacht.

Unter methodischen Gesichtspunkten muß allerdings angemerkt werden, daß die Bindung monoklonaler AK an post mortem Hirngewebe zwar das Vorhandensein einer entsprechenden antigenen Struktur wahrscheinlich macht, wegen der Gefahr von unspezifischen Bindungen aber kritisch betrachtet werden muß. Entweder der molekulargenetische Nachweis der Gen-Expression im ZNS-Gewebe oder ein weiterer Nachweis im Immunblot kann die immunhistochemischen Befunde antigener Strukturen auf ZNS-Gewebe erhärten. Für das $CD4^{+}$-Molekül (Funke et al., 1987) und das $CD6^{+}$-Molekül (Mayer et al., 1990) konnte dieser Nachweis erbracht werden.

Allerdings sind auch diese Nachweisverfahren artefaktanfällig, da eingewanderte Lymphozyten oder Lymphozyten aus der Blutbahn bei den molekularbiologischen Verfahren im Homogenat des ZNS-Gewebes nicht sicher zu vermeiden sind. Dies gilt auch für die Polymerase-Ketten-Reaktion (PCR), die mittels Vervielfältigung auch kleine Mengen vorhandener spezifischer Gensequenzen nachweisen kann. Andererseits fanden jedoch verschiedene Autoren mit dieser Methode zwar den γ/δ-TCR in Multiple Sklerose Plaques von post mortem ZNS-Gewebe, nicht jedoch in Kontrollgewebe (Hafler et al., 1992; Hvas et al., 1992).

Eine Kombination mehrerer Verfahren erscheint daher sinnvoll, wobei für eine genauere Lokalisation und Zuordnung immunhistochemische Methodik erforderlich ist.

1.3. Das HLA-System

Das Humane Leukozyten Antigen System (HLA-System) stellt den Haupthistokompatibilitätskomplex (MHC = Major Histocompatibility Complex bei Mäusen) des Menschen dar und steht wegen seiner Bedeutung auf dem Gebiet der Organtransplantation, der Bluttransfusion und der Diagnosen von Krankheiten im Mittelpunkt der immungenetischen Forschung. Das HLA-System umfaßt circa ein 1000stel des menschlichen Genoms und beinhaltet eine Reihe eng gekoppelter Loci auf dem kurzen Arm des Chromosom 6.

Antigene des MHC wurden bei dem vergeblichen Versuch entdeckt, Krebsgeschwulste von Mäusen auf andere Mäuse zu transplanieren: das Transplantat überlebte nur in einer Empfängermaus mit gleichen MHC-Genen (Gorer, 1936). Das erste Antigen des HLA-Systems wurde durch Seren transfundierter Patienten definiert (Dausset und Brecy, 1957).

Das HLA-System besitzt heute nicht nur Bedeutung als Unverträglichkeitsfaktor bei Transplantationen, sondern es beeinflußt auch den Ablauf lebensbestimmender biologischer Prozesse wie die immunologische Erkennung und Immunantwort sowie das Auftreten bestimmter Krankheiten (Albert und Götze, 1977; Edwards, 1974).

Die zentrale Rolle des HLA-Systems bei der Immunantwort wurde durch Assoziation von bestimmten Krankheiten mit einzelnen HLA-Allelen deutlich, wobei zwei Besonderheiten die Bedeutung der Assoziation zu mindern schienen (vgl.

Wank 1989), da sie zeigen, daß das HLA-Gen nur eines unter mehreren Determinanten sein kann: Diese HLA-assoziierten Krankheiten weisen zum Teil eine erhebliche Übereinstimmung bezüglich einiger Merkmale auf, wie z.B. ein variables Erkrankungsalter, wobei die Krankheit meist erst nach der Pubertät zum Ausbruch kommt.

Selbst bei genetisch identischen Individuen variiert das Erkrankungsalter von Autoimmunerkrankungen erheblich (Burch, 1963 a; 1963 b).

Als weiteres Merkmal kann eine familiäre Häufung festgestellt werden. *Barnett* et al. (1981) untersuchten monozygote Zwillinge hinsichtlich des Erkrankungsrisikos für juvenilen Diabetes und konnten zeigen, daß bei monozygoten Zwillingen die Krankheit mit einer Konkordanzrate von circa 50 % auftritt. Diese für genetisch identische Individuen allerdings recht geringe Konkordanzraten weist ebenfalls auf andere, z.B. Umweltfaktoren hin.

Schließlich zeigen HLA-assoziierte Krankheiten eine gewisse Ähnlichkeit bezüglich des Verlaufs. Sie treten entweder schub- oder phasenhaft mit zwischenzeitlicher Remission oder Teilremission auf, sie können jedoch auch chronisch progredient verlaufen.

Auch sind für HLA-assoziierte Erkrankungen immunologische Dysfunktionen sowohl im Bereich der zellvermittelten als auch der humoralen Immunantwort bekannt. Nicht zuletzt lassen sich für einen Teil dieser Krankheiten Autoantikörper nachweisen. Bei den meisten mit einem bestimmten HLA-Allel assoziierten Erkrankungen ist ein Erreger nicht bekannt, die Krankheiten tragen meist Züge von Autoimmunerkrankungen.

Andererseits konnten fast immer die mit einem bestimmten HLA-Allel assoziierten Krankheiten auch bei einem Träger anderer HLA-Allele gefunden werden.

Bereits früher konnte für mehrere Antigene gezeigt werden, daß die Immunantwort durch das HLA-System festgelegt ist (Dickmeiss et al., 1977; McMichael et al., 1977; Shaw et al., 1980), doch erst Untersuchungen mit Influenzaviren haben den Beweis erbracht, daß das HLA-System bei der Immunantwort gegen Fremdantigene eine Schlüsselstellung einnimmt. Denn abhängig von der individuellen HLA-Konstellation richtet das Individuum seine Immunantwort gegen ein jeweils anderes Virusteil. Träger von HLA-A2 reagieren hauptsächlich gegen ein Peptid des Hämagglutininproteins, Träger von HLA-B37 gegen Peptide des Zellkernproteins (Lamb et al., 1987). HLA-Antigene sind also maßgeblich an der Unterscheidung von Selbst und Nicht-Selbst beteiligt, wobei das Nicht-Selbst jedoch – abhängig von der Zusammensetzung des individuellen HLA-Musters – an völlig unterschiedlichen Erkennungsmerkmalen, d.h. Molekülen, erkannt wird.

Das HLA-System läßt sich in zwei Klassen unterteilen, HLA-Klasse I (HLA-A, -B, -C Loci) und HLA-Klasse II (HLA-DR, -DQ, -DP).

Beim HLA-A Locus sind derzeit über 20, beim HLA-B Locus über 50 Allele definiert, beim HLA-C Locus bisher jedoch nur etwa 10 Allele (Bauer et al., 1984; Wank, 1989).

Während HLA-Klasse-I Moleküle auf allen kernhaltigen Zellen exprimiert sind, finden sich HLA-Klasse II Moleküle vor allem auf B-Lymphozyten, wobei diese

"Gewebsrestriktion" der HLA-Klasse II Moleküle durch Mediatoren wie α- oder γ-Interferone oder IL-1 durchbrochen werden kann. Auch die Interaktion mit T-Lymphozyten ist für die verschiedenen HLA-Klassen unterschiedlich: zytotoxische $CD8^+$-T-Lymphozyten lysieren vor allem Zellen, die HLA-Klasse I exprimieren, während $CD4^+$-T-Lymphozyten – meist T-Helfer-Zellen – vor allem in Interaktion mit Zellen, die HLA-Klasse II exprimieren, durch Proliferation reagieren. Es ist experimentell eindeutig geklärt worden, daß HLA-Klasse II-Gene die lange gesuchten Immunantwortgene darstellen. HLA-Moleküle der Klasse II leiten die Immunantwort ein, indem sie das prozessierte, das heißt im Inneren einer Zelle degradierte antigene Peptid anschließend im Zentrum des HLA-Moleküls an der Zelloberfläche den $CD4^+$-T-Lymphozyten präsentieren (vgl. Wank, 1989).

Für viele Erkrankungen konnten inzwischen Assoziationen mit HLA-Merkmalen nachgewiesen werden, wobei insbesondere die mit HLA-Klasse-II Merkmalen gekoppelten Erkrankungen autoimmunen Charakter erkennen lassen. Am ausgeprägtesten sind die Assoziationen von M. Bechterew mit HLA-B 27 (das Risiko eines Trägers von HLA-B 27 an M. Bechterew zu erkranken, ist um ein Vielfaches erhöht gegenüber einem HLA-B 27-negativem Individuum), sowie HLA-DR 2 und Narkolepsie, wo die Assoziation nahezu 100 % beträgt. Für verschiedene weitere Krankheiten konnten mehrere Assoziationen mit HLA-Merkmalen nachgewiesen werden, wobei insbesondere Assoziationen mit Klasse-I-Antigenen in den Hintergrund traten – z.B. HLA-B 8 mit juvenilem Diabetes mellitus – nachdem stärkere Assoziationen mit HLA-D Allelen gefunden wurden. Ob diese Assoziationen mit Klasse-II Antigenen stärker sind, weil Klasse-II Antigene die Immunresponse steuern, oder ob auf Grund des Kopplungsungleichgewichts des HLA-Systems – das heißt bestimmte HLA-Kombinationen werden überzufällig häufig vererbt – bestimmte HLA-Loci mit anderen Loci mitvererbt werden, obwohl sie in keinem Zusammenhang mit der Erkrankung stehen, ist bis heute offen.

Andererseits haben sowohl Träger von HLA-DR3, als auch von HLA-DR4 ein erhöhtes Risiko an juvenilem Diabetes mellitus zu erkranken, Träger beider Allele haben jedoch ein weit höheres Erkrankungsrisiko (vgl. Roitt, 1989). Es liegt nahe, daß -DR3 und -DR4 voneinander unabhängig, jedoch synergistisch die Immunantwort beeinflussen.

Auch eine Assoziation von HLA-Antigenen und Tumorerkrankungen konnte gezeigt werden (Wank und Thomssen, 1991; Wank et al., 1992; Klitz, 1992).

1.3.1. HLA und affektive Erkrankungen

Bei affektiven Erkrankungen wurden zahlreiche positive und negative Assoziationen mit HLA-Klasse-I Antigenen beschrieben. Eine negative Assoziation ist dabei mit einer protektiven Wirkung des HLA-Gens verbunden, eine positive Assoziation mit einem erhöhtem Erkrankungsrisiko. Bei unipolar depressiven Patienten fanden sich Erhöhungen von HLA-A10 in Schweden (Beckmann et al., 1978) und HLA-A29 in Italien und Deutschland (Smeraldi et al., 1978; Rösler et al., 1983). Auf dem HLA-B System zeigten sich positive Assoziationen mit HLA-B5 und HLA-B13 in den USA (Stember und Fieve, 1977), sowie mit HLA-Dw52 in Italien (Smeraldi et al., 1978) und HLA-Bw40 in der Tschechoslowakei (Majsky et al., 1978). Weiterhin wurden andererseits auch negative Assoziationen mit HLA-A1 (Beckmann et al., 1978), HLA-A10 und HLA-Aw30 (Smeraldi et al., 1978), sowie HLA-Bw15 (Govaerts et al., 1977) berichtet.

Andere Untersuchungen aus den USA, Australien und Dänemark (Shapiro et al., 1977; Johnson, 1978; Targum et al., 1979) fanden weder positive noch negative Assoziationen mit HLA-Klasse-I Antigenen. Italienische Patienten mit bipolaren affektiven Psychosen zeigten ebenfalls eine Erhöhung von HLA-A29 (Smeraldi et al., 1978), aber auch von HLA-A10 und -B37 (Bersani et al., 1985). HLA-B5 war in zwei Untersuchungen aus den USA (Stember und Fieve, 1977; Targum et al., 1979) bei bipolaren affektiven Psychosen erhöht, HLA-Bw22 in einer Untersuchung derselben Patientengruppe in Italien (Smeraldi et al., 1978).

Andererseits wurden aus Italien Erniedrigungen von HLA-A10 und -A30 (Smeraldi et al., 1978; Bersani et al., 1985) bei manisch-depressiven Erkrankungen berichtet, während sich in der schwedischen Studie (Beckmann et al., 1978) eine Erniedrigung von HLA-B7 und in Untersuchungen aus den USA jeweils eine Erniedrigung von HLA-B12 (Stember und Fieve, 1977) bzw. -B27 (Targum et al., 1979) zeigten.

In einer belgischen Studie war HLA-B15 signifikant erniedrigt.

Anzumerken ist – dies gilt für monopolare und bipolare affektive Psychosen – daß die Assoziationen bereits vor α-Korrektur nur zum Teil statistische Signifikanz erreichten und nach α-Korrektur keine signifikanten Abweichungen mehr nachgewiesen werden konnten.

Eine Ausnahme bildete dabei nur HLA-B16, dessen Häufung – im Gegensatz zu den anderen Befunden – in mehreren Untersuchungen und gleichsinnig beobachtet wurde: in zwei dänischen Studien mit 47 und 107 Patienten (Shapiro et al., 1976; Shapiro et al., 1977), in einer italienischen Studie (Smeraldi et al., 1978) mit 91 Patienten und einer belgischen Studie mit 118 Patienten (Govaerts et al., 1977), wobei sich in den letzten beiden Untersuchungen keine Signifikanz ergab.

Bei einer metaanalytischen Untersuchung durch rechnerische Zusammenziehung der Befunde von HLA-B16 ergab sich insgesamt jedoch eine erhöhte Assoziation mit manisch-depressiven Erkrankungen (Tiwari und Terasaki, 1986); andere Autoren (Bersani et al., 1985; Propert et al., 1981) hingegen fanden eine Erhöhung von HLA-B16 nur bei unipolar depressiven Patienten.

Untersuchungen des HLA-Klasse II-Systems bei affektiven Psychosen wurden bisher nur bei einigen kleineren Studien vorgenommen:
So wurden 19 unipolar-depressive Frauen mit 'Major Depression' nach DSM-III (Montplaisier et al., 1990) untersucht, die Autoren fanden eine – auch nach α-Korrektur bestehende – signifikante Erhöhung von HLA-DR5. Eine -DR5-Erhöhung zeigte sich auch bei 49 Patienten mit Hypersomnie. Auf Grund der geringen

Patientenzahl und der eingeschränkten Patientenauswahl (nur Frauen) muß dieses Ergebnis in jedem Fall vorsichtig beurteilt werden.

Darüber hinaus wurde eine Assoziation mit HLA-DR2 und endogener Depression bei sechs solchen endogen-depressiven Patienten, die eine verkürzte REM-Latenz aufwiesen, gefunden (Riemann et al., 1988). Eine gezielte Untersuchung depressiver Patienten auf eine Assoziation mit HLA-DR2 erbrachte jedoch keinen signifikanten Befund (Körner et al., 1990).

Untersuchungen an Familien mit affektiven Psychosen hinsichtlich HLA-Merkmalen brachten ebenfalls keine einheitlichen Ergebnisse.

Die Untersuchung der HLA-Segregationsmuster in 21 Familien mit zwei oder mehr Geschwistern mit manisch-depressiver Psychose erbrachte eine überzufällige Häufung von Haplotypen, wenn zwei oder mehr Geschwister erkrankt waren, während die Verteilung der Haplotypen zwischen den Geschwistern dem Erwartungswert entsprach, wenn sie diskordant hinsichtlich der Erkrankung waren (Smeraldi et al., 1978). In einer späteren Untersuchung fanden dieselben Autoren (Smeraldi und Bellodi, 1981) eine Häufung von erkrankten Geschwistern, die zwei gemeinsame Haplotypen aufwiesen.

In einer vergleichenden Studie von 20 Familien mit mindestens zwei erkrankten Verwandten ersten Grades fand sich eine erhöhte Haplotyp-Identität zwischen Paaren von betroffenen Geschwistern in Familien mit zwei betroffenen Geschwistern (low genetic load) ($p = 0.005$), jedoch nicht in Familien, in denen mehr als zwei Familienmitglieder betroffen waren (high genetic load) (Weitkamp et al., 1981). Diese Ergebnisse konnten jedoch von anderen Untersuchern (Goldin et al., 1982), die ihre Familien ebenfalls nach dem "genetic load"-Kriterium unterteilten, nicht repliziert werden.

Mit der LOD-Score Methode konnte bisher nur eine Untersuchung, die insbesondere hinsichtlich der verwendeten diagnostischen Kriterien sehr kritisch diskutiert wurde, eine Linkage zwischen manisch-depressiver Erkrankung und HLA-Klasse-I-System finden (Kruger et al., 1982) während in drei anderen Untersuchungen diese Linkage nicht nachgewiesen werden konnte (Targum et al.,1979; Johnson et al., 1981; Campbell et al.,1984).

Eine Studie (Turner und King, 1981) beschrieb eine genetische Linkage zwischen HLA-Klasse-I-System und bipolarer Psychose nur für die Familien, die eine Vater-Sohn Übertragung der Krankheit aufwiesen.

Hinsichtlich des Kriteriums der familiären Belastung mit affektiven Erkrankungen wurden die HLA-Daten von Assoziationsstudien nur von zwei Untersuchern analysiert. Eine Studie (Smeraldi et al.,1978) fand keinen Zusammenhang zwischen familiärer Belastung mit affektiven Erkrankungen und der Häufung von HLA-Antigenen, bei der anderen Untersuchung hingegen (Shapiro et al., 1977) beobachten die Autoren eine Erhöhung von HLA-B7 ($p = 0.001$) und eine Erniedrigung von HLA-BW16 ($p = 0.0064$) bei Patienten mit positiver Familienanamnese hinsichtlich affektiver Erkrankungen.

Eine Erweiterung der Familienanamnese auf das Kriterium 'Belastung mit psychischen Erkrankungen' im allgemeinen, die das Konzept der 'spectrum disease' (vgl. Winokur, 1970) in die Untersuchung miteinbeziehen würde, wurde nicht berichtet.

1.3.2. HLA und Schizophrenie

Ab Mitte der 70ger Jahre wurden zahlreiche Untersuchungen über Assoziationen von HLA-Klasse-I-Antigenen mit Schizophrenie vorgenommen. Dies bot sich auch deshalb an, da es sich – ebenso wie bei affektiven Psychosen – bei der Schizophrenie um eine Erkrankung mit erhöhter genetischer Vulnerabilität handelt. Es wurden Assoziationen von Schizophrenien berichtet mit:

- erniedrigtem HLA-A1 aus Belgien (Mendlewicz und Linkowski, 1980),
- erhöhtem HLA-A9 aus England, Italien, Frankreich und Deutschland (Mercier et al., 1977; Smeraldi et al., 1976; Julien et al., 1978; Gattaz et al., 1980; Eberhard et al., 1975; Rösler et al., 1983),
- erhöhtem HLA-A10 aus Italien, Frankreich und Schweden (Smeraldi et al., 1976; Singer et al., 1981; Perris et al., 1979) und erhöhtem HLA-A19 aus Schweden (Eberhard et al., 1975) mit Schizophrenie.
- Studien aus den USA, der Tschechoslowakei, England, Frankreich, Schweden und den Niederlanden fanden eine Erhöhung von HLA-A28 bei Schizophrenen (Überblick: Tiwari und Terasaki, 1986), wobei sich auch bei der Metaanalyse der Daten dieser Studien eine signifikante Erhöhung zeigte.
- Auch HLA-A29 war in Untersuchungen aus Deutschland, England und Frankreich (Rösler et al., 1983; McGuffin et al., 1981; Singer et al., 1981) bei Schizophrenen gehäuft.

Assoziationen mit dem HLA-B System wurden bei Schizophrenen berichtet bei

- HLA-B5 aus Frankreich und Schweden (Mercier et al., 1977; Eberhard et al., 1975),
- HLA-B7 und HLA-B16 aus Belgien (Mendlewicz und Linkowski, 1980) und
- HLA-B17 aus den USA und England (Bennaham et al., 1977; McGuffin et al., 1981), wobei sich in allen Fällen positive Assoziationen zeigten.
- In einer Studie aus Deutschland wurde eine erhöhte Häufigkeit von HLA-B27 (Gattaz et al., 1980; Gattaz und Beckmann, 1981) berichtet.

Beim HLA-C System wurde bisher lediglich auf dem HLA-CW4 Locus eine Häufung bei einzelnen Patienten in der Tschechoslowakei, Frankreich und den Niederlanden gefunden. (Ivany et al., 1977; De Jongh et al., 1982; Julien et al., 1977).

Bei der Kombination der Daten aus den verschiedenen Studien zeigte sich nur eine signifikante Häufung von HLA-A28 (vgl. Tiwari und Terasaki, 1986), wobei eine α–Korretur hier ebenfalls nicht vorgenommen wurde. Ein Trend zu einer einheitlichen Erhöhung fand sich für HLA-A9.

Neuere HLA Klasse I (-A und -B) Untersuchungen konnten bei einer großen genetischen Studie an 33 Familen mit der Linkage-Methode keinen Zusammenhang von Schizophrenie und dem HLA I System finden. Auch die Assoziation von Schizophrenie mit HLA-A9 konnte nicht bestätigt werden (Campion et al., 1992).

Untersuchungen des HLA-DR, -DW, -DQ Systems liegen bisher nur aus Japan und USA vor, wobei sich eine positive Assoziation mit HLA-DRw8 (Miyanaga et al., 1984) zeigte, während sich bei schwarzen US-Schizophrenen eine Häufung von HLA-DR6 fand (Rabin et al., 1988).

Eine italienische Forschergruppe untersuchte zusätzlich zu den HLA-Klasse-I auch das HLA-Klasse-II System, wertete die Befunde jedoch nur hinsichtlich der Bildung von Antikörpern gegen Chlorpromazin bei chronisch mit Chlorpromazin behandelten Schizophrenen oder Patienten mit schizoaffektiver Psychose aus (Canoso et al., 1982). Sie fanden, daß HLA-BW44 signifikant zwischen Patienten, die Autoantikörpern unter Behandlung mit Chlorpromazin aufwiesen und Kontrollen unterschied, während auf dem HLA-Klasse-II System keine Unterschiede zu beobachten waren.

In einer späteren Studie fand dieselbe Untersuchergruppe eine positive Assoziation von HLA-B44 und dem Risiko zur Ausbildung von Spätdyskinesien (Canoso et al., 1986).

Auch andere Untersucher beschrieben eine Assoziation von HLA-B44 und extrapyramidalmotorischen Nebenwirkungen, nämlich einem Neuroleptika-induzierten Parkinsonoid (Metzer et al., 1989).

Einen Zusammenhang von Akathisie, einer anderen extrapyramidalmotorischen Nebenwirkung von Neuroleptika, und -B44 fand sich bisher nicht (Brown und White, 1991). Insgesamt scheint eine mögliche HLA-Assoziation mit Neuroleptikanebenwirkungen interessant. Möglicherweise handelt es sich auch bei Patienten, die ausgeprägtere Nebenwirkungen auf Neuroleptika-behandlung haben, um eine Untergruppe der Schizophrenen.

Unter dem Aspekt eines möglicherweise differentiellen Therapie-Erfolgs bei Schizophrenie auf γ–Endorphine – eine Therapieform, die sich wegen mangelnder Effizienz nicht durchsetzen konnte – wurden 32 niederländische Patienten ebenfalls hinsichtlich HLA-A, -B, -C und -DR Loci typisiert (De Jongh et al., 1982). Die Autoren fanden zwar einen Unterschied auf HLA-B15 zwischen beiden Gruppen, jedoch hat diese Untersuchung kaum Aussagekraft, da γ–Endorphine nicht zum therapeutischen Einsatz kommen.

Bei einer Untersuchung in Hinblick auf die familiäre Belastung wurden 50 schizophrene Patienten HLA-typisiert (Perris et al., 1979), wobei sich keine signifikanten HLA-Unterschiede zwischen 20 familiär belasteten und 30 unbelasteten Patienten zeigen.

Eine wertende Einordnung dieser unterschiedlichen, teils widersprüchlichen HLA-Befunde bei schizophrenen Patienten ist insgesamt schwierig. Lokale und rassische Unterschiede der Stichproben, unterschiedliche Laborbedingungen, vor allem aber Stichprobengröße und verschiedene diagnostische Kriterien mögen zu den Unterschieden beitragen, andere Einflüsse und Kriterien werden unten diskutiert.

1.4. Streß und Immunsystem

Streß ist häufig mit psychischen, aber auch physischen Erkrankungen verbundenen und besitzt starken Einfluß auf somatische Funktionen (Dorian et al., 1982; King und Cooper, 1989; O'Donnel et al., 1988; Selye, 1976).

Untersuchungen des Immunsystems bei psychiatrischen Erkrankungen haben den Einfluß von Streß auf das Immunsystem zu berücksichtigen. Wie das Beispiel des Dexamethason-Suppressionstests (DST) bei psychiatrischen Patienten zeigte (Caroll, 1982), spielen Streß-Effekte bei psychiatrischen Patienten – vor allem wohl in der Depressionsforschung – eine nicht zu unterschätzende Rolle. Eine Interpretation biologisch-psychiatrischer Befunde sollte deshalb unspezifische Streß-Phänomene von Faktoren mit möglicher pathogenetischer Bedeutung abgrenzen.

Nach dem biopsychosozialen Krankheitsmodell besteht eine Beziehung zwischen dem Auftreten belastender Ereignisse (Streß) und dem Ausbruch von Krankheiten (Dorian und Garfinkel, 1987). Die Grundlage für diese Beziehung ist nicht ein sofort sichtbarer Effekt, sondern die Erhöhung der Vulnerabilität eines Individuums zu einem bestimmten Zeitpunkt (Aschauer et al., 1990).

Im Tierversuch wurde vor allem der Einfluß von Streß auf das Immunmodell des Tumorwachstums untersucht, wobei sich äußerst differente Ergebnisse fanden. Nach diesen Befunden kann Streß die Immunfunktion entweder steigern, unterdrücken oder gar nicht beeinflussen (Jensen, 1968; Newberry und Sengbush, 1979; Nieburgs et al., 1979; Riley, 1981). Dieses scheinbare Paradoxon gab zu der Vermutung Anlaß, daß Streß nicht gleich Streß sei. Es wird vermutet, daß auch beim Tier Coping-Mechanismen – also die Art und Weise der Streß-Verarbeitung – eine Rolle spielen (Lewis et al., 1986; Shavit et al., 1983; Sklar und Anisman, 1979). Ob dabei dem Opiat-System eine zentrale Funktion zukommt, wie es von manchen Autoren (Shavit et al., 1984) postuliert wird, bedarf noch weiterer Untersuchungen.

Am Modell von Verlust des Ehepartners durch Tod – die Untersuchung von *Bartrop* et al. (1977) gilt als eine der "klassischen" Arbeiten der Psychoneuroimmunologie – wurde der Einfluß von psychischem Befinden auf das Immunsystem untersucht, wobei diese mit verschiedenen methodischen Mängeln behafteten frühen Studien teils unter dem Aspekt des "Streß", teils unter dem der "Depression" diskutiert werden.

Als Immunparameter wurde die Lymphoblasten-Produktion nach Stimulation von Lymphozyten mit Mitogenen bestimmt. Die Autoren (Bartrop et al., 1977) fanden eine signifikant erniedrigte Lymphozyten-Antwort auf Stimulation mit Phythämagglutinin (PHA) und Concanavalin A (ConA) nach dem Tod eines Partners.

Dieser Befund konnte mittels einer prospektiven Studie (Schleifer et al., 1983), bei der eine signifikant erniedrigte Lymphozytenstimulierbarkeit nach Stimulation mit PHA, ConA und Pokeweed Mitogen (PWM) im Zeitraum der ersten zwei Monate nach dem Tod des Ehegatten festgestellt wurde, erhärtet werden.

Das Ausmaß der depressiven Verstimmung oder Coping-Mechanismen wurden bei diesen Studien nicht berücksichtigt, neuere Ergebnisse zeigen jedoch, daß Coping im Hinblick auf Streß und seine Auswirkungen auf das Immunsystem einen erheblichen Einfluß haben.

Weitere methodische Aspekte werden im Teil 4 diskutiert.

Eine Untersuchung des Einflusses von Coping auf die Mitogen-Stimulation (PHA, ConA) (Noar et al., 1983) bei Frauen, die einen Abort durchmachten, zeigte, daß diejenigen, die den Verlust nicht akzeptieren konnten, eine erniedrigte Stimulierbarkeit aufwiesen.

Andere Untersucher (Locke et al., 1984) fanden eine verminderte NK-Zellaktivität bei "schlechten Copern".

Zweifellos handelt es sich hier um einen interessanten Untersuchungsansatz, denn gerade die 'Streßverarbeitung' ist bis heute bei Streßuntersuchungen häufig zu wenig berücksichtigt.

Häufig dient das Modell von 'Examensstreß' als Modell bei Streßuntersuchungen.

Bei einer Gruppe von 75 Medizinstudenten wurde ein signifikanter Abfall der NK-Zellaktivität unter Examensstreß beschrieben (Kiecolt-Glaser et al., 1984a).

Der Einfluß von Streß auf T-Helferzellen ($CD4^+$) wurde (Baker et al., 1984) am Streßmodell des Studienbeginns an 33 Studenten im ersten Studienjahr untersucht, die Befunde mit denjenigen von 28 Studenten im zweiten Studienjahr verglichen, wobei sich signifikant höhere Cortisol-Spiegel, Angstscores, sowie $CD4^+$-Zellen (in %) zu Studienbeginn fanden. Ebenso zeigte sich ein erhöhtes $CD4^+/CD8^+$-Verhältnis.

Psychiatrische Patienten (unausgelesen hinsichtlich ihrer Diagnose) mit besonders hohen Werten auf einer Einsamkeitsskala (UCLA-Loneliness-Scale) zeigten neben einer erniedrigten Lymphozyten-Response auf PHA eine erniedrigte NK-Zellaktivität (Kiecolt-Glaser et al., 1984b).

34 Angehörige von Alzheimer-Patienten, die in deren Pflege involviert waren, wurden – unter der Annahme, daß diese Pflege eine chronische Streßsituation darstellt – im Vergleich zu einer soziodemographisch gemachten Kontrollgruppe von 34 Personen untersucht. Dabei fanden sich keine Unterschiede in der Zahl der NK-Zellen, jedoch signifikant erniedrigte $CD3^+$- und $CD4^+$-Zellen bei den Alz-

heimer-Angehörigen, ferner ein erniedrigtes $CD4^+/CD8^+$-Verhältnis (Kiecolt-Glaser et al., (1987a).

In einer neuen Untersuchung wiesen dieselben Autoren (Glaser et al., 1990) einen Anstieg von IL-2 und einen Abfall von löslichen IL-2-Rezeptoren durch Examensstreß nach.

In einer prospektiven Studie (Dorian et al., 1985) wurde das $CD4^+/CD8^+$-Verhältnis und die NK-Zellaktivität unter dem chronischem Stressor "besonders starke Arbeitsbelastung" zu vier verschiedenen Zeitpunkten bei 21 Steuersachbearbeitern bestimmt, wobei des $CD4^+/CD8^+$-Verhältnis im Vergleich zu 12 Kontrollen zunächst erniedrigt, später erhöht war, während die NK-Zellaktivität zunächst erhöht, dann erniedrigt war. Zweifellos sind diese Ergebnisse schwer zu interpretieren, man könnte die NK-Zellaktivität als immunologische Erschöpfungsreaktion und die $CD4^+CD8^+$-Ratio als Rebound-Phänomen deuten, jedoch wäre dies sehr spekulativ. Allerdings unterstreichen diese Untersuchungen, daß die Berücksichtigung des Zeitverlaufs von Bedeutung ist.

Physischer Streß durch Ergometrie und nach Noradrenalin-Infusion bewirkte bei gesunden Probanden einen Anstieg von $CD8^+$- und NK-Zellen, während sich die Zahl der B-Zellen und $CD4^+$-Zellen nicht änderte (Landmann et al., 1989).

Konstant trainierte Athleten, die im Vergleich zu Kontrollen untersucht wurden, zeigten einen Abfall von $CD5^+$-B-Zellen und $CD4^+$-T-Zellen, jedoch in Übereinstimmung mit *Landmann* et al. (1989) einen Anstieg der absoluten Zahl von $CD8^+$- und NK-Zellen (Papa et al., 1989).

1.5. Depression und Immunsystem

Eine Reihe von Untersuchern fanden bei depressiven Erkrankungen eine erniedrigte Lymphozyten-Response-Rate nach Stimulation mit Mitogenen (Kronfol et al., 1983; Linn et al., 1984; Schleifer et al., 1984). Neben der Depression beeinflussen Faktoren wie Alter, Geschlecht, Hospitalisierung und die Erkrankungsschwere die Lymphozyten-Response-Rate bei Depressiven ebenfalls (Schleifer et al., 1989).

Der Vergleich von Patienten mit 'Major-depressive-disorder' (schwerer krank) und 'Minor-depressive-disorder' (leichter krank) zeigte auch den Einfluß der Erkrankungsschwere, denn nur erstere hatten eine signifikant erniedrigte Lymphozytenstimulierbarkeit auf Mitogene (Cosyns et al., 1989). Andererseits fanden andere Untersucher keinen Unterschied in der Lymphozyten-Antwort auf Stimulation mit PHA, ConA und PWM zwischen Kontrollen und Patienten mit 'Major Depression': während der Depression war kein Unterschied in der Lymphozytenresponse der Patienten auf PHA und ConA, nach Behandlung mit Antidepressiva oder EKT hingegen war die Stimulation bei den Patienten signifikant niedriger

(Albrecht et al., 1985). Hier ging möglicherweise eine Erniedrigung mit klinischer Besserung einher. Das zeigt auch, wie wichtig es ist, den Einfluß therapeutischer Verfahren zu berücksichtigen.

Auch in einer anderen Studie (Darko et al., 1989) konnte kein Unterschied in der Lymphozytenstimulierbarkeit nach ConA und PHA bei Patienten mit 'Major Depression' im Vergleich zu Kontrollen festgestellt werden.

In der (homogeneren) Untergruppe des 'melancholischen Subtyps' der 'Major Depression', welche am ehesten der diagnostischen Kategorie der 'endogenen Depression' entspricht, wurde sogar eine erhöhte Lymphozyten-Response auf Stimulation mit PHA beschrieben (Altshuler et al., 1989).

Auch der Einfluß von Alter und Geschlecht auf die Lymphozytenstimulierbarkeit konnte nicht immer repliziert werden (vgl. Teil 4). Zu berücksichtigen ist auch, daß die untersuchten unspezifischen Immunparameter einer hohen inter- und intraindividuellen Variabilität unterliegen.

Weniger widersprüchlich ist das Bild bei der Untersuchung der NK-Zellaktivität. Eine erniedrigte NK-Zell-Aktivität bei Patienten mit 'Major-Depression' wurde von mehreren Gruppen beschrieben. (Irwin et al., 1987a; Irwin et al., 1987b; Mohl et al., 1987; Barsi et al., 1989; Kronfol et al., 1989; Nerozzi et al., 1989; Irwin et al., 1990), wobei hier auch der Alkoholgebrauch einen Einfluß zu haben scheint (Irwin et al., 1990). Untersuchungen der zellulären Kompartemente zeigten eine Lymphopenie bei mehr als der Hälfte unipolar Depressiver (Murphy et al., 1987) bzw. eine relative Lymphopenie bei unipolar depressiven Patienten (Darko et al., 1988a). Bei bipolaren Patienten fanden sich diese Auffälligkeiten in weit geringerem Ausmaß.

Bei Differenzierung der Lymphozyten mittels der Rosetten-Formationstechnik wurde eine Erniedrigung der T- und B-Zellen (Schleifer et al., 1984) bei depressiven Patienten beschrieben.

Mit der heute gebräuchlichen Methodik der monoklonalen Antikörper wurden bei Patienten mit 'Major Depression' teils erniedrigte $CD4^+$-, $CD8^+$- und Gesamt-T-Zellen (Denney et al., 1988), teils nur erniedrigte $CD8^+$-Zellen (Syvälathi et al., 1985), aber auch eine Erniedrigung von Pan-T-Zellen und $CD4^+$-Zellen (Krueger et al., 1984) gefunden.

Keinen Unterschied zwischen 'Major-Depression' und Kontrollen mit der Technik der monoklonalen Antikörper beobachteten andere Untersucher hinsichtlich Pan-T-Zellen, $CD4^+$- und $CD8^+$-Zellen (Targum et al., 1990; Wahlin et al., 1984; Darko et al., 1988a,b).

Mögliche Erklärungen für diese divergierenden Befunde werden in Teil 4 diskutiert.

Andererseits wurde eine Erhöhung des $CD4^+/CD8^+$-Verhältnisses von einer Reihe von Untersuchern beschrieben (Syvälathi et al., 1985; Irwin et al., 1987a; Darko et al., 1988b).

Die Rolle der Hormone der Hypothalamus-Hypophysen-Nebennierenrindenachse für die Immunfunktion bei depressiven Erkrankungen ist trotz einiger inzwischen vorliegender Befunde (Calabrese et al., 1987; Darko et al.,

1988a, 1989; Targum et al., 1990) weitgehend ungeklärt. Insbesondere der bei depressiven Erkrankungen häufig erhöhte Cortisol-Spiegel (Klein et al., 1984) scheint eine erniedrigte NK-Zellaktivität zu induzieren (Irwin et al., 1988), obwohl andere Autoren (Nerozzi et al., 1989) keinen Zusammenhang zwischen hohen Cortisolspiegeln und NK-Zell Aktivität bei Patienten mit 'Major Depression' fanden.

Auch unter anderen Gesichtspunkten wird das Verhältnis affektiver Erkrankungen und immunologischer Veränderungen diskutiert: So wurde insbesondere bei endogen-depressiven Patienten eine höhere Inzidenz antinukleärer Faktoren im Serum beschrieben (von Brauchitsch, 1972; Deberdt, 1976), allerdings konnte dieser Befund in einer anderen Studie nicht bestätigt werden (Plantey, 1978).

Klinische Studien fanden eine erhöhte Konkordanz atoper und affektiver Erkrankungen im Vergleich mit schizophrenen Patienten (Nasr et al., 1981), sowie eine erhöhte Inzidenz allergischer Erkrankungen bei Frauen mit monopolar endogener Depression (Matussek et al., 1983).

Aus diesen Daten schließen die Autoren auf einen Zusammenhang depressiver Erkrankungen und Erkrankungen des Immunsystems, wobei zweifellos weitere und größere Studien erforderlich sind, um dies zu bestätigen.

Bei einer Untergruppe depressiver Patienten scheinen Autoantikörper nachweisbar zu sein. So wurden 'Antibrain-Antikörper' im Serum von zwei von elf Patienten mit einer affektiven Erkrankung festgestellt (DeLisi et al., 1985a), wobei dieser Befund als Hinweis auf die Autoimmungenese eines Teils depressiver Erkrankungen diskutiert wird. Eigene Befunde (Müller et al., 1992b) von Anti-DNA-Autoantikörpern im Liquor einer depressiven Patientin mit Sklerodermie weisen ebenfalls darauf hin, daß Autoantikörper bei der Ausbildung depressiver Symptome eine Rolle spielen können.

1.6. Schizophrenie und Immunsystem

In den letzten Jahren berichteten eine Vielzahl von Forschungsgruppen von einem Zusammenhang zwischen abnormer Immunfunktion und schizophrenen Erkrankungen (Boehme et al., 1974; DeLisi, 1984; Heath und Krupp, 1967; Knight, 1982; Logan und Deodhar, 1970; Pert, 1977; Vartanian et al., 1978). Teils wurden übereinstimmende, teils auch kontroverse Ergebnisse gefunden.

Diese Untersuchungen wurden vor allem unter der Fragestellung einer möglichen pathogenetischen Bedeutung von immunologischen Auffälligkeiten bei Schizophrenien durchgeführt, wobei eine Autoimmungenese der Schizophrenie immer wieder diskutiert und von verschiedenen Arbeitsgruppen gezielt untersucht wurde.

So fanden sich antinukleäre Antikörper (DeLisi et al., 1985: Fessel et al., 1962), sowie gegen Hirngewebe gerichtete Autoantikörper im Serum schizophrener Pati enten (Fessel et al., 1963; Heath und Krupp, 1967; Kamp,1962; Pandy et al., 1981; Kelley et al., 1987).

Auch über Veränderungen der Immunglobulin-Spiegel wurde, wenn auch zum Teil mit widersprüchlichen Ergebnissen, berichtet.

Bei Patienten mit 'Major Psychoses' – unabhängig von der Diagnose – fand sich eine unspezifische IgM-Erhöhung im Serum (Legros et al., 1985) und bei schizophrenen Patienten eine Erhöhung von IgA und IgM, nicht jedoch von IgG (Strahilevitz et al., 1970; Strahilevitz et al., 1975).

Andere Untersuchergruppen beobachteten dagegen eine Erhöhung von IgG im Serum Schizophrener (Hendrie et al., 1972; Solomon et al., 1966 und 1969; Armkraut et al., 1973; Kaschka et al., 1990), während zwei Studien (Bock et al., 1971; Roos et al., 1985) bei schizophrenen Patienten dies nicht feststellen konnten.

Sieht man von den Untersuchungen der Immunglobuline ab – veränderte Immunglobulin-Spiegel lassen indirekt auf Veränderungen des B-Zell-Systems schließen – wurden bisher nur wenige Untersuchungen des B-Zell-Systems bei Schizophrenen vorgenommen.

Eine Erhöhung der Zahl $CD5^+$-B-Zellen – die bei Autoimmunerkrankungen häufig beobachtet wird – im Blut schizophrener Patienten wurde unlängst (McAllister et al., 1989a) berichtet.

Andere Untersucher (Vartanian und Kolyaskina, 1987) beschrieben eine Hyperaktivität des B-Zell-Systems bei Schizophrenen, bzw. eine Erhöhung der aktivierten B-Zellen bei schizophrenen Patienten im Vergleich zu endogen- depressiven Patienten und Kontrollen (Mach et al., 1983).

Lymphozytenstimulationsuntersuchungen wurden bei Schizophrenen – im Gegensatz zu depressiven Patienten – nur von wenigen Arbeitsgruppen durchgeführt, auch hier ergaben sich keine übereinstimmenden Resultate.

So wurden bei schizophrenen Patienten sowohl eine erhöhte Lymphozyten-Response auf Stimulation mit PHA und ConA (Goldstein et al., 1980), als auch eine erniedrigte Lymphozytenreagibilität auf PHA und PWM (Vartanian et al., 1978; Ganguli et al., 1987) und schließlich auch eine normale Stimulierbarkeit der Lymphozyten durch PHA (Villemain et al., 1989) beschrieben.

Welche Rolle die Behandlung mit Neuroleptika bei der Lymphozyten-Response auf Mitogene spielt, wird unten diskutiert (Baker et al., 1977).

Kolyaskina et al. (1980) fanden eine verminderte PHA- und PWM-Stimulierbarkeit der Lymphozyten schizophrener Patienten, in dieser Arbeit wurde ein hemmender Effekt einzelner Seren schizophrener Patienten auf die ^{3}H-Thymidin-Einbaurate in die DNS von Lymphozyten nach PHA-Stimulation sowohl bei schizophrenen Patienten als auch bei gesunden Kontrollen berichtet. Als Ursache dafür werden Anti-Thymus-Antikörper in Seren mancher schizophrener Patienten diskutiert.

In erster Linie wurden bei schizophrenen Patienten bisher Untersuchungen von T-Zellen und T-Zell Subgruppen durchgeführt.

Die in der Literatur bisher beschriebenen Ergebnisse bezüglich der T-Lymphozyten-Zellzahlen bei schizophrenen Patienten unterscheiden sich je nach eingesetzter Bestimmungsmethode.

So fanden sich bei der Bestimmung der Zellzahlen mit monoklonalen Antikörpern eine Erhöhung der Gesamt-T-Lymphozyten ($CD3^{+}$) und der T-Helfer-/Inducerzellen ($CD4^{+}$) (DeLisi et al., 1982a; Ganguli et al., 1987) während sich bei der Bestimmung der T-Lymphozyten mit Hilfe des Rosetten-Formation-Assays, einer älteren, unspezifischeren Methode, bei akut Schizophrenen eine Erniedrigung der Gesamtlymphozytenzellzahl (B- und T-Zellen) sowie eine Abnahme der T-Suppressorzellen fand (Loseva, 1977; Vartanian et al., 1978; Zarrabi et al., 1979; Coffey et al.; 1983; Nyland et al., 1980).

Bei chronisch Schizophrenen zeigte sich dagegen eine Erhöhung der Gesamtlymphozytenzahl sowie eine leichte Zunahme der Gesamt-T-Lymphozyten im Vergleich zu gesunden Kontrollen.

In einer neueren Untersuchung (Henneberg et al., 1990) fand sich bei mit Neuroleptika behandelten Schizophrenen eine Erhöhung der $CD4^{+}$-Zellen im Vergleich zu gesunden Kontrollen.

Auch andere Autoren (Rabin et al., 1988) beobachteten eine signifikante Erhöhung der $CD4^{+}$-Lymphozyten, sowie eine Erhöhung des $CD4^{+}/CD8^{+}$-Verhältnisses bei schizophrenen Patienten, wobei diese Erhöhung jedoch von den Autoren vor allem dem Einfluß der Neuroleptika auf die Lymphozyten zugeschrieben wurde. Da in dieser Studie allerdings nur eine kleine Vergleichsgruppe von sieben unbehandelten Patienten untersucht wurde, sind diese Daten nicht ausreichend, um einen Medikamenteneffekt zu belegen.

Eine kleinere Untersuchung (Kaufmann et al., 1987) beobachtete weder bei unbehandelten schizophrenen Patienten noch bei schizophrenen Patienten unter Neuroleptikatherapie eine Veränderung des $CD4^{+}/CD8^{+}$-Verhältnisses, wobei jedoch in dieser Studie die Stichprbenzahl mit n=7 bei der angegebenen Streubreite als zu klein für ein aussagekräftiges Ergebnis angesehen werden muß.

In einer Untersuchung sowohl behandelter, als auch unbehandelter Schizophrener und solcher mit schizophrener Spektrum-Erkrankung (nach DSM- III) fanden sich (Masserini et al., 1990) signifikant erhöhte $CD8^{+}$-Zellzahlen bei einer kleinen Gruppe von sieben "drug-naiven" (also Patienten, die niemals Neuroleptika erhalten haben) Patienten. Die Zahl der $CD4^{+}$Zellen war bei behandelten Schizophrenen signifikant gegenüber Kontrollen erhöht, unterschied sich jedoch nicht signifikant von der der "drug-naiven" Patienten.

Bei Anwendung einer kombinierten Methodik (Villemain et al., 1989) konnte bei 16 nicht mit Neuroleptika behandelten Schizophrenen weder eine Erhöhung von $CD4^{+}$-Zellen, noch ein erhöhtes $CD4^{+}/CD8^{+}$-Verhältnis nachgewiesen werden, wobei die Autoren sowohl die Rosetten-Formations-Technik, als auch monoklonale Antikörper anwandten. Möglicherweise führte hier die Kombination zweier Verfahren, die zu unterschiedlichen Ergebnissen kommen, zu einem uneindeutigen Befund.

Auch die Bestimmung des Neopterinspiegels im Urin schizophrener Patienten wurde durchgeführt. Bei Neopterin handelt es sich um ein Produkt von stimulierten Lymphozyten, das den Aktivierungsgrad des T-Zell-Systems widerspiegeln soll (Fuchs et al., 1988). Da die Neopterin-Spiegel im Urin der Schizophrenen im Normbereich lagen, schlossen die Autoren, daß bei schizophrenen Patienten keine wesentliche Aktivierung des T-Zell-Systems vorliegt (Sperner-Unterweger et al., 1990; Sperner-Unterweger et al., 1992). Allerdings ist aus Sicht des Autors unklar, inwieweit Neopterin-Spiegel im Urin immunologische Prozesse im ZNS widerspiegeln können.

Die Produktion von Interleukin-2, das von aktivierten T-Lymphozyten produziert wird und der Erniedrigung bei Patienten mit Autoimmunerkrankungen beschrieben ist (Kaye et al., 1986), ist auch bei Stimulation von Lymphozyten schizophrener Patienten erniedrigt (Villemain et al., 1987; Rabin et al., 1988; Hornberg et al., 1992). Andererseits wurde eine Erhöhung von löslichen IL2-Rezeptoren im Blut bei Patienten mit Autoimmunerkrankungen beschrieben (Huang et al., 1988), und jüngst wurden auch bei schizophrenen Patienten erhöhte IL2-Rezeptoren im Blut (Rapaport et al., 1989; Ganguli und Rabin, 1989a; Hornberg et al., 1992) nachgewiesen, wobei ein up- und down-Regulationsmechanismus der Rezeptorendichte je nach Interleukin-Spiegel diskutiert wird.

Eine jüngst publizierte Studie zeigte, daß bei 44% der schizophrenen Patienten Antikörper gegen das menschliche 60 KDa heat-shock Protein zu finden waren, während sich nur bei 8% der gesunden Kontrollen ein solcher Befund erheben ließ. Auch hieraus ergibt sich ein Hinweis, daß Immunprozesse in die Pathogenese eines Teils der schizophrenen Patienten involviert sind (Kilidireas et al., 1992). Heat-shock Proteine scheinen – zusammen mit γ/δ-T-Zellen, bei Autoimmunprozessen eine Rolle zu spielen.

Bezüglich des Interferon-Spiegels im Serum Schizophrener sind die Befunde uneinheitlich.

Während einerseits eine erniedrigte Interferonproduktion (α, γ) in aus dem Blut Schizophrener isolierte Lymphozytenkulturen (Moises et al., 1986; Schindler et al., 1986) beschrieben wurde, fand sich andererseits hingegen ein erhöhter Prozentsatz von schizophrenen Patienten mit abnorm hohen α–Interferon-Spiegeln im Serum (Kirch et al., 1988).

Methodisch handelt es sich hier allerdings um zwei unterschiedliche Ansätze, deren Vergleichbarkeit nicht unbedingt gewährleistet ist. Möglicherwiese spiegeln niedrige in-vitro Interferon-Spiegel nach Lymphozyten Stimulation eine Erschöpfungsreaktion wider, die darauf beruht, daß in-vivo hohe Spiegel erforderlich sind.

In einer Untersuchung (Cantell et al., 1980) wiederum wurde Interferon-Gabe bei Schizophrenen therapeutisch eingesetzt und ein guter therapeutischer Erfolg beschrieben, jedoch wurde der Einsatz von Interferonen nicht weiter verfolgt.

Die Befunde über die Bestimmung von Interferon im Liquor schizophrener Patienten sind ebenfalls divergierend; während ein Teil der Untersucher (Rimon et al., 1983) keine innerhalb der Nachweisgrenze liegenden Interferon-Spiegel finden konnte, beschrieben andere (Libikova et al., 1979) Interferon im Liquor Schizophrener ohne allerdings einen weiteren Untersuchungs- oder Therapieansatz damit zu verbinden. Da hohe Interferon-Spiegel vor allem bei Virus-Erkrankungen beobachtet werden, sind diese Befunde im Zusammenhang mit der Virus-Hypothese der Schizophrenie zu sehen (siehe 4.6.).

Im Gegensatz zu den Untersuchungsergebnissen bei depressiven Patienten sind bei schizophrenen Patienten die Befunde auch bezüglich der NK-Zell-Aktivität unterschiedlich. Während eine Untersuchergruppe (DeLisi et al., 1983) von einer verringerten NK-Zell-Aktivität bei 15 % eines Kollektivs schizophrener Patienten berichtete, beobachteten andere Autoren (Schindler et al., 1985; Resch et al., 1988; Resch et al.,1990) keine Veränderungen bei der NK-Zell-Aktivität schizophrener Patienten im Vergleich zu gesunden Kontrollen.

Unten werden mögliche Ursachen für die divergierenden Befunde diskutiert.

Bis heute liegen kaum epidemiologische Befunde über die Inzidenz von Immunerkrankungen bei schizophrenen Patienten vor.

In einer Übersichtsarbeit (Harris, 1988) kommt die Autorin zu dem Ergebnis, daß nach dem auf diesem Gebiet bisher geringen Wissensstand Schizophrene ein geringeres Risiko für Lungenkrebs und rheumatoide Arthritis, jedoch ein erhöhtes Risiko für Brustkrebs und kardiovaskuläre Erkrankungen haben.

Diese veränderten Risiken werden von der Autorin vor allem auf die Neuroleptika-Wirkung zurückgeführt.

Eine große epidemiologische Studie an einer Kohorte von 6168 schizophrenen Patienten (Mortenson, 1987) fand das Risiko für vier Krebstypen (Lungenkazinom, Blasenkazinom, Uteruskazinom, Mammakazinom) bei Schizophrenen signifikant erniedrigt, Immunerkrankungen hingegen wurden nicht erfaßt.

Eine neuere Untersuchung (Ganguli, 1989b) beobachtete bei 20 von 103 schizophrenen Patienten eine Vorgeschichte von atopen Erkrankungen oder Erkrankungen mit vermutlicher Autoimmungenese, während nur drei von 100 Kontrollpersonen eine solche Vorgeschichte aufwiesen, woraus sich ein signifikanter Unterschied im Chi^2-Test ($p \leq 0.0001$) ergab, allerdings handelt es sich hierbei um eine sehr kleine Stichprobe, die härteren statistischen Kriterien nicht genügen würde.

Obwohl verminderte oder vermehrte Komorbidität Indiz für pathogenetische Prozesse sein können, liegen hier – bis auf Daten für ein verringertes Risiko für rheumatoide Arthritis, die in Teil 4 genauer diskutiert werden – kaum Befunde vor.

1.7. Liquorbefunde

Es ist seit langem bekannt, daß bei einem Teil der Patienten mit endogenen Psychosen, insbesondere Schizophrenien, auffällige Liqourbefunde erhoben werden können. Bereits 1928 wurde von *Kafka* und *Samson* ein erhöhter Proteingehalt des Liquors schizophrener Patienten beschrieben, ähnliche Befunde wurden von *Bruetsch* et al. (1942) an einer großen Gruppe hospitalisierter schizophrener Patienten beobachtet.

Die später durchgeführten Untersuchungen erbrachten insgesamt divergierende Ergebnisse, wie aus Übersichtsarbeiten (Pearson, 1973; Bock und Rafaelsen, 1974; Van Kammen und Sternberg, 1980) hervorgeht.

Einige Untersucher beschrieben das häufige Vorkommen von "abnormen" Liquor-Immunglobulinen (Dencker und Malm, 1968). Es wurde auch eine Erhöhung der Immunglobulin-Spiegel im Liquor bei 13% unselektierter (also nicht nur Schizophrener) neu aufgenommener Patienten einer psychiatrischen Klinik (Hunter et al., 1969). Andere Autoren beschrieben beides, verminderte (DeLisi et al., 1981) und unveränderte Immunglobulin-Spiegel (Bock, 1978) bei schizophrenen Patienten.

Torrey et al. (1978), die ihre Befunde im Kontext der Virushypothese der Schizophrenie diskutieren, fanden bei sechs von 17 schizophrenen Patienten mit wiederholten Klinikaufnahmen eine Erhöhung des Quotienten Liquor-IgG/Liquor-Gesamteiweiß, wohingegen von anderen Autoren (Albrecht et al, 1980) keine statistisch signifikanten Unterschieden zwischen 60 chronisch schizophrenen Patienten und 26 chirurgischen Kontrollpatienten hinsichtlich des IgG-Gehalts des Liquors oder des Liquor/Serum-IgG-Quotienten nachgewiesen werden konnten.

Von neueren Arbeiten sind im Hinblick auf den Gehalt an Gesamteiweiß im Liquor Untersuchungen zu erwähnen, die bei drei von 58 Patienten einen erhöhten Proteingehalt (Torrey et al., 1985), bzw. bei fünf (20%) von 25 Patienten mit einem paranoiden Syndrom einen Proteingehalt von über 50 mg% beschrieben (Axelsson et al., 1982). Andere Studien (Naber, et al., 1986) fanden bei 10 % (13 von 136) bzw. bei 14% (9 von 65) an Schizophrenie erkrankter Patienten eine Erhöhung des Proteingehalts auf über 50 mg% (Wildenauer und Höchtlen, 1990). Dies war allerdings nicht Diagnose-spezifischer denn auch bei 33% Patienten mit schizoaffektiver Psychose und 25% Patienten mit endogener Depression (Wildenauer und Höchtlen, 1990)zeigten diese Erhöhung.

Die Untersuchungen stimmen also insofern überein, als bei ca. 10%-20% der Schizophrenen ein erhöhter Proteingehalt zu finden ist.

Lediglich in einer Untersuchung, die allerdings den Grenzwert sehr hoch (>55 mg) ansetzte, fand sich bei keinem von 25 akut schizophrenen Patienten eine Proteinerhöhung, jedoch bei einem von zwei Patienten mit affektiven Psychosen (Ahokas et al., 1985).

Bei der Bewertung der Befunde ist zu berücksichtigen, daß eine klare Grenze zwischen normalen und pathologischen Werten schwer festzulegen und die Bedeutung einer Erhöhung des Gesamteiweißes schwer zu interpretieren ist (Wildenauer und Höchtlen, 1990).

Die Erhöhung des Gesamteiweiß-Gehalts in Liquores psychiatrischer Patienten wird von den meisten Autoren als unspezifischer Befund gewertet, der meist auf eine Störung der Blut-Liquor-Schranke zurückgeführt wird (vgl. Bauer und Kornhuber, 1987).

Beziehungen zur Psychopathologie oder anderen klinischen Parametern – außer nicht klar operationalisierten Kriterien wie 'Akuität' versus 'Chronizität' wurden nur in einer Untersuchung (Naber et al., 1986) hergestellt, es fand sich kein Zusammenhang mit dem zur Erfassung der Psychopathologie gebrauchten Inventar, dem AMDP-System (Angst et al., 1969).

Oligoklonale Bande im Liquor gelten als Ausdruck eines abgelaufenenentzündlichen Geschehens (Schipper et al., 1984). Bei bis zu 36% der Schizophrenen (Ahokas et al., 1985) wurden oligoklonale Bande beschrieben.

Kirch et al. (1985) wiesen bei acht von 24 Schizophrenen (33%) eine autochthose IgG-Produktion des ZNS und bei einem dieser acht Patienten oligoklonale Bande nach. Andere Untersucher fanden (Wildenauer und Höchtlen, 1990) eine autochthone IgG-Produktion nur bei drei von 65 Schizophrenen, einem von 15 Patienten mit schizoaffektiver Psychose und einem von 20 Patienten mit endogener Depression. Oligoklonale Bande traten bei 18 von 65 schizophrenen Patienten (28%), einem von 15 schizoaffektiven (7%) und fünf von 20 endogen depressiven (25%) auf. Andererseits konnten auch bei drei von 24 Patienten mit Neurosen oder Persönlichkeitsstörungen oligoklonale Banden nachgewiesen werden, jedoch ist nach *Tourtellotte* (1987) auch bei circa 12% der gesunden Kontrollen mit dem Auftreten von oligoklonalen Banden zu rechnen.

Bei näherer Analyse der Befunde von Liquor-Untersuchungen bei psychiatrischen Patienten stellen sich diese als nicht einheitlich dar, insgesamt häufen sich jedoch – insbesondere mit der Entwicklung neuer Analyseverfahren – die Hinweise darauf, daß entzündliche bzw. immunologische Prozesse zumindestens bei einem Teil psychiatrischer Erkrankungen eine Rolle spielen, wobei hauptsächlich die Schizophrenie untersucht wurde. Abgesehen von Untersuchungen der Immunglobuline (vgl. DeLisi et al., 1981), sind dem Autor keine Arbeiten bekannt, die im Liquor gemessene Parameter mit Blutparametern, insbesondere Immunparametern bei psychiatrischen Patienten vergleichen. Zusammenhänge mit der Psychopathologie, über deren Untersuchung bisher nur in einer Studie berichtet wurde (Naber et al., 1986), wurden bisher weitgehend vernachlässigt, ebenso wenig wurde bisher ein Zusammenhang mit immunfunktionellen Variablen untersucht.

1.8. Zusammenfassung und Fragestellungen

In der Einleitung wurde zunächst die Rolle des Immunsystems und seiner einzelnen Komponenten für die Immunantwort des menschlichen Organismus in Umrissen dargestellt, anschließend auf die Grundlagen der Interaktion von Nervensystem und Immunsystem eingegangen. Sowohl Neurotransmitter, die direkt auf Lymphozyten und möglicherweise auf deren second-messenger-Systeme einwirken, als auch das endokrine System sind in die Wechselwirkung von Immunsystem und Nervensystem eingebunden. ACTH, Cortisol, Wachstumshormon, Prolactin, TRH und TSH beeinflussen einerseits die Funktion des Immunsystems, andererseits konnte im Tierversuch gezeigt werden, daß – vice versa – die Immunantwort sich auf die Sezernierung und die Blutspiegel dieser Hormone, die bei psychiatrischen Erkrankungen verändert sind, auswirkt. Soweit heute bekannt ist, wird zumindest ein Teil dieser Hormone auch in Lymphozyten synthetisiert und ausgeschüttet. Auch für Interleukine konnte gezeigt werden, daß Wechselwirkungen zwischen dem ZNS und dem Immunsystem bestehen. Im Tierversuch wurde eine veränderte Immunantwort nach Läsion verschiedener ZNS-Regionen beschrieben, ebenso wie sich periphere Läsionen sympathischer oder parasympathischer Bahnen in Veränderungen der Immunantwort auswirken. Auf der Basis dieser Befunde einer engen Interaktion von ZNS und Immunsystem ergab sich die Fragestellung, ob bei psyichatrischen Erkrankungen möglicherweise eine immunologische Dysfunktion vorliegt.

Häufungen im HLA-System bei schizophrenen und affektiven Psychosen weisen auf die Beteiligung immungenetischer Mechanismen bei diesen Erkrankungen hin, darüber hinaus wurden auch vielfältige immunfunktionelle Veränderungen bei Patienten mit schizophrenen und depressiven Erkrankungen beschrieben, wobei die Rolle von Streßeffekten heute noch weitgehend ungeklärt ist. Einige Befunde legen jedoch nahe, daß Auffälligkeiten im Immunsystem von psychiatrischen Patienten nicht allein durch Streßeffekte erklärbar sind, sondern daß eine Aktivierung des Immunsystems, wie etwa bei viralen Erkrankungen bzw. Autoimmunprozessen, vorliegt.

Allerdings müssen diese Befunde aus vielfältigen methodischen Gründen kritisch betrachtet werden.

In einerseits Untersuchungen über gemeinsame antigene Strukturen des lymphatischen Systems mit humanen ZNS-Gewebe zur Erhellung der Interaktion von Nervensystem und Immunsystem, andererseits in multivariaten immunfunktionellen Untersuchungen im Blut sowie mit Untersuchungen des Liquor cerebrospinalis wurde folgenden Fragestellungen nachgegangen:

1. Ergeben sich bei der Untersuchung von humanem ZNS-Gewebe mit immunhistochemischer Methodik Hinweise auf gemeinsame antigene Strukturen des ZNS und des lymphatischen Systems, insbesondere für den T γ/δ-Rezeptor? Lassen sich die immunhistochemischen Befunde mittels molekulargenetischer Methodik (Polymerase-Ketten Reaktion, PCR) erhärten?

Zeigen sich dabei Unterschiede zwischen schizophrenem ZNS-Gewebe und Kontrollgewebe, insbesondere, da der T γ/δ-Rezeptor bei Autoimmun- bzw Viruserkrankungen eine Rolle zu spielen scheint?

2. Finden sich im Blut bei unbehandelten schizophrenen Patienten im Vergleich zu gesunden Kontrollen immunfunktionelle Unterschiede bei einem multivariaten immunologischen Untersuchungsansatz (Mitogenstimulation, Antigenstimulation Analyse von T-Lymphozyten und T-Zell-Subpopulationen, Hemmung ConA-stimulierterter Lymphozyten und MLC) und welchen Verlauf zeigen etwaige Veränderungen während der Behandlung mit Neuroleptika?

3. Sind immunologische Veränderungen spezifisch für die Diagnosegruppe der Schizophrenien oder finden sich vergleichbare Veränderungen auch bei affektiven Psychosen?

4. Zeigen sich Beziehungen zwischen abweichenden Immunparametern und klinischen Auffälligkeiten wie Psychopathologie, familiäre Belastung mit psychiatrischen Erkrankungen, Alter und Erkrankungsdauer bei den schizophrenen Patienten?

5. Lassen sich in der Literatur beschriebene Auffälligkeiten des Liquor cerebrospinalis bei Schizophrenen mittels eigener Untersuchungen reproduzieren und stehen diese Auffälligkeiten in Zusammenhang mit klinischen Charakteristika der Erkrankung?

2 Material und Methoden

2.1. Allgemeines zu den Untersuchungen

Die im folgenden beschriebenen Untersuchungen wurden in den Jahren 1985 bis 1992 an der Psychiatrischen Universitätsklinik München durchgeführt. Die Laborbestimmungen erfolgten teils in der Neurochemischen Abteilung der Psychiatrischen Universitätsklinik, teils im Blutdepot der Medizinischen Klinik III, Klinikum Großhadern. Patienten und Probanden wurden über Ziele und Zweck der Untersuchungen aufgeklärt, und nur nach Abgabe einer Erklärung über ihr informiertes Einverständnis gemäß der Deklaration von Helsinki in die Untersuchung einbezogen. Die Blutabnahme erfolgte jeweils morgens nüchtern um circa 9^{00} Uhr.

Das humane Hirngewebe wurde vom Institut für Rechtsmedizin der Universität München zur Verfügung gestellt.

2.2. ZNS-Gewebsuntersuchungen

Zur Durchführung der ZNS-Gewebsuntersuchungen wurde Gewebe aus verschiedenen ZNS-Regionen (Frontaler Cortex, Temporaler Cortex, Thalamus, Medulla oblongata) aufbereitet. Das verwendete Gewebe wurde innerhalb eines Zeitraumes von 4-15 Stunden port mortem in flüssigem Stickstoff tiefgefroren.

Das untersuchte Kontrollgewebe stammte von vier Unfallopfern ohne – soweit das zu eruieren war – psychiatrische Erkrankung in der Vorgeschichte.

Die ZNS Gewebsproben der drei Schizophrenen stammte von Suizidenten, bei denen eine rechtsmedizinische Untersuchung angeordnet war und bei denen ausreichende Informationen über die Vorgeschichte zu erhalten war.
Einen Überblick über das verwendete ZNS-Gewebe zeigt Tabelle 2.

Tabelle 2: Überblick über die untersuchten ZNS-Gewebsproben.

ZNS	Alter	Geschl.	Diagnose	Liegezeit ca.
1	60	m	Kontrolle	4h
2	30	w	Kontrolle	9h
3	22	m	Kontrolle	8h
4	45	m	Kontrolle	7h
5	45	m	Schizophrenie	4h
6	25	w	Schizophrenie	14h
7	37	w	Schizophrenie	6h

2.2.1. Immunhistochemie

Es wurden vier verschiedene ZNS-Gewebsproben von Kontrollen und drei ZNS-Gewebsproben Schizophrener nach folgender Methodik untersucht:

Schnittechnik und Fixierung. Am Kryostat wurden bei bei -28°C circa 7 µm dicke Schnitte aus den in flüssigem Stickstoff tiefgefrorenen Hirnpräparaten angefertigt und auf mit Chromgelatine beschichtete Objektträger gegeben.

Anschließend wurden die Objektträger bei Raumtemperatur 5 sec in Aceton vorfixiert und entweder im Kühlschrank bei 4 °C gelagert oder weiter bearbeitet. Vor der Antikörperfärbung kamen die Präparate noch für zehn Minuten in Aceton.

Die Präparate wurden luftgetrocknet und danach fünf Minuten in ein Pufferbad gelegt.

Vorversuche hatten ergeben, daß nach Fixierung mit Paraffin, was eine bessere morphologische Beurteilung der Gewebsproben ermöglicht hätte, eine Untersuchung mit den Kandidaten-AK nicht möglich war.

Tabelle 3: Überblick über die verwendeten monoklonalen Antikörper bei den ZNS-Gewebsuntersuchungen.
[2] T-cell Science, Cambridge, MA, USA
[3] Dako Diagnostika, Hamburg

Antikörper	Herkunft	Spezifität
M-T 301	E. P. Rieber	CD3-Lymphozyten
M-T310	E. P. Rieber	CD4-Lymphozyten
1D2E5	R. Wank	TcR γ/δ
8G12	E. P. Rieber	TcR γ/δ
Diversi-T dV1	T-cell Science[2]	TcR Vd1
Diversi-T gV2 (a)	T-cell Science[2]	TcR Vg2/Vg9
NF 2 F11	Dako Diagnostica[3]	Neurofilamente
Mäuse IgG1 (Negativkontrolle)	Dako Diagnostica[3]	Glucose-Oxidase

Antikörperfärbung. Vor der eigentlichen Färbung erfolgt die Blockade der endogenen Peroxidase durch ein Bad in 7% Wasserstoffperoxid für zehn Minuten, danach weitere zehn Minuten in Phosphatgepufferter Kochsalzlösung (PBS) (Auswaschperiode).

Anschließend wurden die Objektträger mit 10% foetalem Kälberserum (FCS) 30 Minuten bei 37°C inkubiert. Dies sollte die unspezifische Bindung der Antikörper an Proteine, die nicht Epitope sind, verhindern, um zu vermeiden, daß eine "unspezifische Hintergrundfärbung" erschien und falsch positive Ergebnisse vortäuschte.

Das FCS wurde nicht ausgewaschen, sondern über die Objektträgerkante abgeklopft. Bei dem nun folgenden Aufbringen der monoklonalen Antikörper Maus-anti-Mensch (die Konzentrationen der Ak wurde für jeden Ak experimentell festgelegt und lag zwischen 1:1 und 1:200) wurde darauf geachtet, daß dies so schnell wie möglich geschah, damit die Präparate nicht austrockneten. Einen Überblick über die verwendeten Antikörper gibt Tabelle 3.

Nach einer Inkubation von 60 Minuten bei 37°C wurden die überschüssigen Antikörper mit PBS aus der Waschflasche abgespült, dann wurden Die Objektträger zehn Minuten in ein Bad mit PBS gegeben.
Auf diesen Schritt erfolgte die Inkubation mit dem biotinylierten Kaninchen-anti-Maus Antikörper (Dako, Hamburg, 1:200) für 30 Minuten bei 37°C; weitere Schritte wie beim ersten Antikörper.

Nun folgte die ebenfalls 30 Minuten dauernde Inkubation bei 37°C mit Peroxidase-konjugiertem Streptavidin (Dako, 1:400), weiteres Verfahren wie bei den Antikörpern.

Die Peroxidase reagiert mit Diaminobenzidin und färbt sich rotbraun. Anschließend erfolgte eine Kernfärbung mit Hämatoxylin (Blaue Anfärbung der Zellkerne).

Als Positivkontrolle in ZNS-Schnitten wurden AK gegen Neurofilamente verwendet; weiterhin wurde lymphatisches Gewebe (Milz, Lymphknoten) als Positivkontrolle eingesetzt. Bei jeder Färbung wurden zwei verschiedene Positivkontrollen mitgeführt.

Negativkontrollen wurden durch Einsetzen von Mäuse IgG1 als primärem AK und/oder durch Weglassen des primären AK unter Beibehaltung des übrigen methodischen Procedere bei jeder Färbung mitgeführt.

Auswertung der Schnitte. Die Auswertung der Schnitte erfolgte lichtmikroskopisch (Zeiss, Oberkochen) nach einem semiquantitativen Verfahren (Esiri et al., 1989). Die Anfärbungen wurden folgendermaßen gewertet: 0 = negativ, keine Anfärbung; + = schwach positiv; ++ = deutlich positiv, +++ = stark positiv. Da aus methodischen Gründen nicht immer jede Region mit jedem Antikörper angefärbt werden konnte, wurden bei nicht ausreichender Schnittzahl diese Regionen als n. u. = nicht untersucht gewertet.

Mindestens drei Schnitte aus jeder ZNS-Region wurden mit demselben AK gefärbt und parallel ausgewertet.

Die Auswertung wurde von zwei verschiedenen Untersuchern, jeweils 'blind' für die Diagnose, vorgenommen

2.2.2. Polymerase-Ketten-Reaktion

Als ergänzendes Verfahren wurde bei zwei ZNS-Gewebsproben (2, 4), einer Kontrolle und einer schizophrenen Gewebsprobe, aus frontalem Cortex eine PCR-Untersuchung durchgeführt. Hierzu wurde RNA aus dem Cortex und als Kontrolle aus frisch präparierten Lymphozyten mittels einer heißen Phenol-Extraktionsmethode gewonnen. Anschließend wurde die RNA mittels 140 U RNAse freier DNAse (Boehringer, Mannheim) doppelt digestiert und Poly-A^+-RNA wurde mittels Oligo (dT)-Zellulose-Säulen (Pharmacia) isoliert. Mit einem Aliquot (1/25) der m-RNA wurden dieselben PCR-Versuche durchgeführt, die unten für die c-DNA beschrieben sind, um das Vorhandensein genomischer DNA auszuschließen. Etwa 1 µg m-RNA wurde in Gegenwart von randomisierten hexamer Primern und 40 U AMV reverser Transkriptase (Boehringer Mannheim) unter Standardbedingungen (Innis und Gelfand, 1990) revers transkribiert.

Ungefähr 10 ng c-DNA wurde in 50 µl folgenden Reaktionsansatzes mit der Polymerase-Ketten Reaktion amplifiziert: 50 mM KCl, 20 mM Tris HCl pH 8.4, $MgCl_2$ 1.5 mM und 200 mM NTP mit je 20 pmol F-Primer ('Vorwärts-Primer') und R-Primer ('Reverser-Primer') (Quelle: MWG-Biotech, Ebersberg; vgl. Abb. 3), sowie 2 U Taq DNA Polymerase (Perkin Elmer).

Die Inkubationsbedingungen in dem 'Perkin-Elmer thermal cycler' waren wie folgt:

Denaturierung 1 min bei 95° C, Abkühlung 1 min bei 55° C und Extension über 2 min. bei 72° C (der letzte Extensionsschritt wurde auf 7 min verlängert) für 35 Zyklen.

Aliquots (10 µl) der Reaktions-Ansätze (TcR d primer set) wurden mit drei verschiedenen Restriktionsenzymen (Eco RI, RSA I, Hind III) geschnitten, um die Identität des PCR-Produkts mittels Restriktionsanalyse abzusichern.

10 µl Aliquots der geschnittenen und ungeschnittenen PCR Mixturen wurden schließlich über ein Agarose Gel (2%) aufgetragen und analysiert.

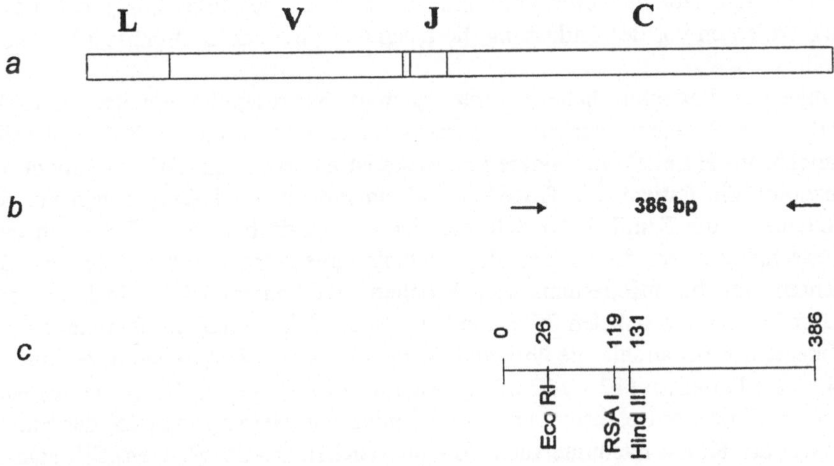

Abb. 3: Genetische Organisation der dTCR-Sequenz und Beschreibung des amplifizierten PCR-Produkts:

a. Organisation des dTCR Sequenz: Variable (V), 'Joining' (J), Konstante (C) Regionen.

b. Oligonukleotide, korrespondierend mit den Aminosäuren TNVACLV (dTCR F-Primer) und den Aminosäuren AKTVAVN (dTCR R-Primer). Folgende Primer Sequenzen wurden in der RT-PCR verwandt:

dTCR F: 5' CAA ATG TCG CTT GTC TGG TG 3' ('Vorwärts-Primer'),

dTCR R: 5' TTG ACG GCA ACA GTC TTT GC 3' ('Reverser Primer').

Das erwartete PCR-Produkt entspricht 386 Basenpaaren (bp) der C-Region.

c. Restriktionskarte des PCR Produkts (dTCR), basierend auf bekannten Sequenzen (Loh et al., 1987; Hata et al., 1987).

2.3. Patientenauswahl

2.3.1. Immunfunktionelle Untersuchungen

55 Patienten (28 w, 27 m) im Alter von 18-58 Jahren (X=32 Jahre), die unter einer akuten Exazerbation einer schizophrenen (n=47; ICD9: 295.1, .3, .4, .6) oder schizoaffektiven Psychose (n=7; ICD9: 295.7) litten und für mindestens vier Wochen nicht mit Neuroleptika behandelt waren, wurden in die Studie aufgenommen. Die Diagnose wurde gemäß den Research Diagnostic Criteria (RDC) (Spitzer et al., 1982) gestellt. Bei den Patienten, bei denen die Diagnose einer schizoaffektiven Psychose gestellt wurde, stand zum Zeitpunkt der Untersuchung die schizophrene Symptomatik im Vordergrund. Deshalb wurden die Patienten in die Studie aufgenommen, jedoch wurde aufgrund des Verlaufs der Erkrankung bei diesen sieben Patienten vor der Entlassung die Diagnose einer schizoaffektiven Psychose gestellt.

Einige der Patienten hatten vorher niemals Neuroleptika erhalten, und die Mehrheit der Patienten war für mindestens einige Monate nicht mit Neuroleptika behandelt. Im Hinblick auf andere Pharmaka ist zu erwähnen, daß ein Patient mit Propanolol, ein Patient mit Trazodon und ein Patient mit L-Tryptophan vor der Aufnahme in die Klinik behandelt war, jedoch wurde bei diesen Patienten eine Auswaschphase von drei Tagen der Blutentnahme vorgeschaltet. Der Rest der Patienten war für mindestems vier Wochen medikamentenfrei. Nach der stationären Aufnahme wurden 39 Patienten vor der Blutentnahme überhaupt nicht medikamentös behandelt, die übrigen bekamen für kurze Zeit Benzodiazepine.

24 dieser Patienten (12 w, 12 m) im Alter von 21-57 Jahren (X=32 Jahre) wurden nach klinischer Besserung unter Medikation von Neuroleptika vor der Entlassung aus der Klinik nachuntersucht (4 - 86 Wochen; X=20 Wochen). Elf schizophrene Patienten (3 w, 8 m) im Alter von 21-57 Jahren (X=30 Jahre) wurden ebenfalls nach klinischer Besserung vor der

Entlassung unter Medikation von Neuroleptika denselben Untersuchungen unterzogen und zusätzlich in die Studie aufgenommen, um die Zahl der Neuroleptika-behandelten Schizophrenen zu erhöhen.
Die Erkrankungsdauer bei Aufnahme betrug:

1) 3 oder weniger Monate: 10 Patienten
2) 4-12 Monate: 8 Patienten
3) 1-5 Jahre: 22 Patienten
4) 5-10 Jahre: 5 Patienten
5) Mehr als 10 Jahre: 10 Patienten

Therapiert wurden die Patienten mit den Neuroleptika Fluphenazin, Haloperidol, Clozapin, Fluspirilen, Perazin oder Levomepromazin in der üblichen Dosierung.

Als psychiatrische Vergleichsgruppe wurden 37 Patienten mit einer endogen depressiven Erkrankung (ICD9: 296.1, ICD9: 296.3) in die Studie einbezogen, 15 weibliche und 22 männliche Probanden im Alter von 24-61 Jahren (Durchschnittsalter 41 Jahre). 14 Patienten dieser psychiatrischen Vergleichsgruppe befanden sich nach mehreren Krankheitsphasen zum Zeitpunkt der Untersuchung im freien Intervall (8 w, 6 m; Alter zwischen 29-56 Jahren, X= 44 Jahre), während zum Zeitpunkt der Untersuchung 23 Patienten (7 w, 16 m; Alter zwischen 24-61 Jahren; X=40 Jahre) eine akute depressive Phase erlebten. Auch bei dieser Patientengruppe wurde die Diagnose nach den RDC-Kriterien (Spitzer et al., 1982) gestellt. 5 der Intervallpatienten waren mit Lithium behandelt, 8 der Patienten waren ohne medikamentöse Therapie. Von den 23 depressiven Patienten wurden 8 mit Antidepressiva behandelt (Amitriptylin, Nortriptylin, Doxepin, Maprotilin, Fluvoxamin oder Tranylcypromin in der üblichen Dosierung). 4 dieser behandelten Patienten erhielten zusätzlich Neuroleptika (Sulpirid, Clozapin, Chlorprothixen oder Fluspirilen in niedriger Dosierung). 15 der endogen depressiven Patienten waren ohne Medikation.

Als Vergleichskollektiv für beide Patientengruppen dienten 51 physisch und psychisch gesunde Probanden, 22 Frauen und 29 Männer im Alter von 22-55 Jahren (Durchschnittsalter 29 Jahre).

2.3.2. Ausschlußkriterien

Als Aussschlußkriterien für Patienten und Probanden galten immunologische Erkrankungen, akut entzündliche Erkrankungen, andere schwere körperliche Erkrankungen und Alkohol- und Medikamentenmißbrauch.

2.3.3. Blutentnahme

Die Blutabnahme erfolgte jeweils unter sterilen Bedingungen mit heparinisierten Einmalspritzen (1 ml = 5000 IE Heparin pro 100 ml Blut). Für die immunfunktionellen Untersuchungen wurden ca. 80 ml venöses Blut abgenommen.

2.4. Erhebung der familiären Belastung

Die Erhebung der Daten zur familären Belastung mit psychiatrischen Erkrankungen erfolgte in Anlehnung an die "Family History Method" (Weissmann et al., 1986), d.h. die Patienten und erreichbare Angehörige wurden nach der Familiengeschichte hinsichtlich psychiatrischer Erkrankungen mündlich oder telefonisch befragt, zusätzlich wurden, wenn möglich, Unterlagen der eigenen Klinik, anderer Kliniken oder vorbehandelnder Ärzte hinzugezogen. Zur Auswertung kamen so erhobene Daten über blutsverwandte Angehörige 1. und 2. Grades.

2.5. Gewinnung der Lymphozyten

Die Lymphozyten wurden nach der Methode nach *Boyum* (1968) über einen Ficoll-Isopaque Dichtegradienten präpariert und wurden dann auf eine Endkonzentration von 10 Mio. Zellen pro 1 ml Medium verdünnt. Das Lymphozyten-Monozyten-Verhältnis dieser Zellsuspension betrug bei allen untersuchten Probanden näherungsweise 4:1.

2.6. Mitogen- und Antigenstimulation

2.6.1. Kulturverfahren

Die frisch präparierten Lymphozyten wurden gegen insgesamt 12 verschiedene Mitogene und Antigene getestet. Jeder Ansatz wurde 6-fach bestimmt, und pro Mitogen- und Antigenplatte wurden jeweils Nullkontrollen (= Lymphozyten nur in Medium) angesetzt, sodaß insgesamt 14 x 6 = 84 Näpfe der Mikrotiterplatten mit je 0,1 Mio. Lymphozyten zu beschicken waren. Für die benötigte Zellzahl von insgesamt 8,4 Mio. Zellen wurde die Zellsuspension im Verhältnis 1:10 mit Kulturmedium verdünnt (= 10 Mio. Zellen/10 ml). In jeden Napf der vorbereiteten Mitogen- bzw. Antigenplatten wurden 100 µl (= 0,1 Mio. Lymphozyten) dieser Zellsuspension pipettiert und die Lymphozyten gegen folgende Endkonzentrationen der verschiedenen Mitogene gegen die Endverdünnung der vom Hersteller angegebenen Stammlösungen bakterieller Antigene und einem aus bakteriellen und viralen Antigene bestehenden AntigenCocktail getestet:

Mitogene:	Protein A	12,50 µg
	Pokeweed Mitogen	2,50 µg
	Phythämagglutinin	1,30 µg
Bakterielle Antigene:	Varidase	2,00 µl
	Tetanustoxoid	2,50 µl
	Diphterietoxoid	2,50 µl
	Tuberkulin GT 1	1,0 µl
	Tuberkulin GT 10	0,50 µl
Virale Antigene:	Masernantigen	0,50 µl
	Vaccinaantigen	0,50 µl
	Rötelnantigen	16,00 µl
Gemischte Antigene:	Antigencocktail	2,75 µl

Die Dosen der Antigene und Mitogene (vgl. Gelfaud et al., 1985; Janossy und Doenhoff, 1974) wurden nach Dosis-Wirkungs-Untersuchungen festgelegt (vgl. Eckstein, 1978) und die optimalen Konzentrationen wurden in mehreren anderen Untersuchungen angewandt (Eckstein et al., 1982; Eckstein et al., 1984; Eckstein et al., 1985).

Die Platten wurden mit selbstklebender Pastikfolie abgedeckt, die Mitogenansätze für 48 Stunden, die Antigenansätze für 120 Stunden bei 37°C im Brutschrank mit 5%-iger CO_2-Atmosphäre bebrütet. Nach dieser Zeit wurden die Zellen mit je 0,002 mCi ^{3}H-Methyl-Thymidin markiert und nochmals für 24 Stunden bei 37°C in 5%-igem CO_2 bebrütet. Danach wurden die Zellen entweder sofort geerntet oder bei -80°C eingefroren, um sie dann zu einem späteren Zeitpunkt zu ernten.

2.7. ConA-stimulierte Lymphozyten

Die Versuchsanordnung nutzt die Stimulierbarkeit von Suppressorzellen durch Concanavalin A aus (Mizerski et al., 1981; Peavy und Pierce, 1974; Rich und Pierce, 1973; Rich und Rich, 1975). Die Proliferationsaktivität dieser stimulierten Zellen wird anschließend durch Bestrahlung gehemmt. Diese nicht mehr proliferationsfähigen "Suppressorzellen" (B) werden dann mit nichtbestrahlten, also noch proliferationsfähigen "Responderzellen" (A) derselben Blutprobe im Verhältnis 1:1 gemischt. Diese Responderzellen werden dann entweder mit Mitogen (M) oder mit ebenfalls bestrahlten allogenen "Stimulatorzellen" (S) stimuliert. Als Kontrollen fungieren sog. "Bystanderzellen" (C), die jeweils vom entsprechenden Probanden stammen und durch Bestrahlung inaktiviert, jedoch vorher nicht mit ConA stimuliert wurden.

2.7.1. Kulturverfahren zur Bestimmung der Aktivität ConA-stimulierter Lymphozyten und für die MLC

Für den ConA-Stimulations-Ansatz wurde eine Lymphozytenkonzentration von 10 Mio. Zellen pro 1 ml Kulturmedium verwendet. Die Induktion der Suppressorzellaktivität erfolgte durch Zugabe von 0,5 ml ConA (=150 µg) zu 1 ml Zellsuspension. Der Ansatz wurde durch Zugabe von 1 ml Medium auf eine Endkonzentration von 10 Mio. Zellen pro 2,5 ml Endvolumen (= 4 Mio. Zellen/1 ml) eingestellt.

Die Zellen wurden für 48 bis 72 Stunden im Brutschrank bei 37°C, 5%-igem CO_2, inkubiert ("B", Abb.4).

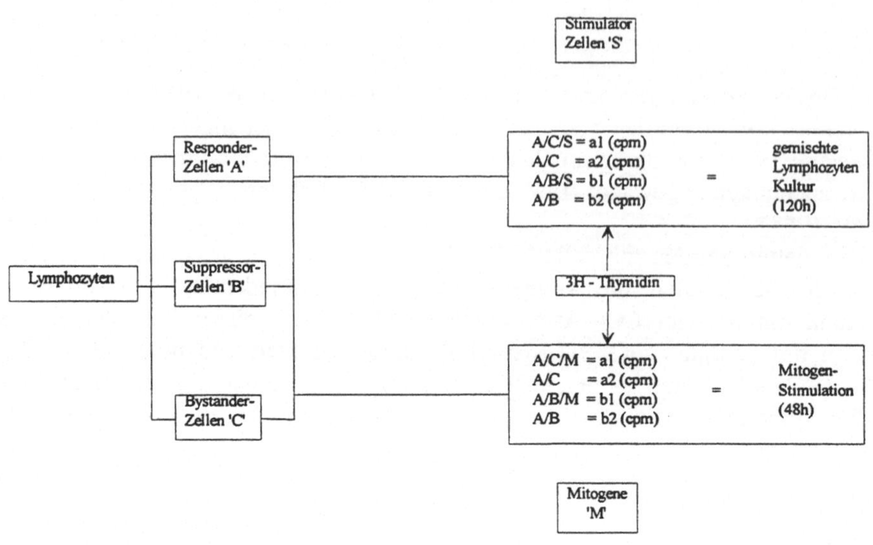

Abb. 4: ConA-Stimulationstest und MLC

Die zur Konstanthaltung der Zellzahl in den Kontrollansätzen benötigten Bystanderzellen ("C", Abb.4) wurden ohne ConA in einer Konzentration von 1 Mio Zellen pro 1 ml Medium ebenfalls 48 bis 72 Stunden im Brutschrank inkubiert.

Die als Responderzellen vorgesehenen Lymphozyten ("A", Abb.4) wurden nach der Präparation in einer Konzentration von 10 Mio. Zellen pro 2 ml Medium bis zum Versuchsbeginn (48 bis 72 Stunden) unter flüssigem Stickstoff in Kulturmedium, das 10% Dimethylsulfoxid (DMS0) enthielt, gelagert (1 ml Zellsuspension + 1 ml 20%-iges DMSO in Kulturmedium).

Als Stimulatorzellen ("S", Abb. 4) für die Responderzellen diente in der MLC ein ebenfalls in flüssigem Stickstoff gelagerter Lymphozytenpool aus fünf gesunden, nicht verwandten, HLA-D-differenten Spendern. Die Stimulation der Responderzellen erfolgte mit den Mitogenen Protein A, PWM, und PHA in den angegebenen Endkonzentrationen.

Nach 48 bis 72 Stunden Inkubation im Brutschrank wurde der Ansatz zur Bestimmung der Hemmung der ConA-stimulierten Zellen angefertigt. Hierzu wurden die Responderzellen und Stimulatorzellen aufgetaut und die Zellen tropfenweise mit jeweils 10 ml Kulturmedium versetzt. Die mit ConA inkubierten Zellen wurden mit 10 ml PBS versetzt und 1 x 10 min mit 1500 U/min bei Zimmertemperatur (ohne Bremse) zentrifugiert und anschließend noch einmal mit 10 ml PBS gewaschen. Die Bystanderzellen wurden in 10 ml Kulturmedium aufgenommen und wie die Responder- und Stimulatorzellen abzentrifugiert.

"Suppressor-", Responder-, Bystander- und Stimulatorzellen wurden dann in je 1 ml Kulturmedium suspendiert und auf eine Konzentration von 0,5 Mio. Zellen pro 1 ml eingestellt. Zur Hemmung der Proliferationsfähigkeit von Suppressor-, Bystander- und Stimulatorzellen wurden diese der Strahlung einer ^{137}Cs - Quelle (Bestrahlungsgerät HWM D 400, Wählischmiller, Markdorf/Bodensee) von 40 Gy ausgesetzt. Von den Bystander- und Stimulatorzellen war somit kein Einbau von ^3H-Thymidin zu erwarten, während der durch die Bestrahlung der mit ConA aktivierten Zellen nicht gänzlich zu verhindernde ^3H-Thymidineinbau durch Einführung der Kontrolle Responder-/"Suppressor"-zellen ("b_2", Abb.4) ohne zusätzliche Stimulation, d.h. nur in Medium, weitgehend eliminiert wurde (Eckstein et al., 1982).

Der Ansatz zur gemischten Lymphozytenkultur (MLC) erfolgte in Mikrotiterplatten. 0,05 Mio. Responderzellen ("A", Abb.4) wurden zusammen mit 0,05 Mio. Stimulatorzellen ("S", Abb.4) entweder in Gegenwart von 0,05 Mio. Suppressorzellen ("b_1", Abb.4) oder Bystanderzellen ("a_1", Abb.4) stimuliert. Hierzu verteilten wir die auf eine Konzentration von 0,5 Mio Zellen pro 1 ml eingestellten Responderzellen auf zwei 10 ml-Zentrifugenröhrchen, vermerkten das Volumen, zentrifugierten die Zellen bei 1500 U/min ab und gaben dann zu dem jeweiligen Pellet das entsprechende Volumen an Bystander- bzw. Suppressorzellsuspension. 100 µl dieser Zellmischung wurden dann mit 100 µl der Stimulatorzellsuspension ("a_2", Abb.4) bzw. im Kontrollansatz mit 100 µl Kulturmedium ("b_2", Abb.4) in jeweils 6 Näpfen (6-fach-Bestimmung) pipettiert. Die Ansätze wurden für 120 Stunden bei 37°C in einer feuchten CO_2-Atmosphäre (5%) inkubiert, danach mit 20 µl ^3H-Thymidin (2µCi) markiert und nach weiteren 24 Stunden geerntet bzw. bei -80°C eingefroren.

In separaten Experimenten wurden für die Bestimmung der Hemmung durch ConA stimulierte Lymphozyten zusätzlich 100 µl der Zellmischung aus Responder- und "Suppressor"-zellen ("b_1", Abb.4) bzw. Responder- und Bystanderzellen ("a_1", Abb.4) in den oben beschriebenen Konzentrationen gegen die Mitogene Protein A, PWM und PHA für 48 Stunden stimuliert, mit 20 µl ^3H-Thymidin markiert und nach weiteren 24 Stunden geerntet bzw. eingefroren. Auch hier wurden Kontrollen gegen das Medium mitgeführt ("a_2", "b_2",Abb.4). Alle Ansätze erfolgten wieder sechsfach.

Aus den pro Bestimmung angesetzten 6-fach-Werten wurde das arithmetische Mittel in "cpm" errechnet. Aus diesen Mittelwerten wurde dann der prozentuale Suppressionsgrad der Responderzell-Blastopoese durch ConA-aktivierte Lymphozyten in den Suppressorzellansätzen nach folgender Formel berechnet:

$$\text{Suppression in \%} = \left(1 - \frac{b_1 - b_2}{a_1 - a_2}\right) \times 100$$

Da man davon ausgehen kann, daß eine biologische Funktion wie die Suppressorzellaktivität keinen negativen Wert einnehmen kann, wurden die ermittelten negativen Suppressionswerte gleich 0 % gesetzt (Eckstein et al., 1984).

2.8. Markierung, Ernte- und Szintillationsverfahren

Die Quantifizierung der Blastenbildung erfolgte durch Messung des Einbaus von radioaktiv markiertem Thymidin (^{3}H-Thymidin) in die DNS der gebildeten Blasten. Hierzu wurden bei den Mitogenansätzen und den Suppressorzellansätzen nach 48 Stunden pro Napf 20 µl ^{3}H-Thymidin (= 2 µCi) einpipettiert und die Zellen weitere 24 Stunden bei 37°C, 5%-igem CO_2, inkubiert, danach geerntet bzw. bei -80°C eingefroren.

Die Antigenansätze und die MLC`s wurden 120 Stunden nach dem Kulturansatz markiert und nach 24 Stunden geerntet bzw. eingefroren.

Damit wurden die Zellen entweder direkt nach der Inkubation oder erst nach Lagerung bei -80°C zu einem späteren Zeitpunkt mittels einer "Erntemaschine" nach Hartzmann und Bach geerntet. Sie wurden Zellen über Glasfaserfilterstreifen abfiltriert und mit destilliertem Wasser mehrmals nachgewaschen, um eventuell an der Zelloberfläche haftendes ^{3}H-Thymidin zu beseitigen. Die mit den markierten Zellen beladenen Glasfaserfilter wurden dann auf einer vorgeheizten Platte (ca. 37°C) getrocknet und anschließend die einzelnen Filterplättchen in Zählgläschen gebracht, mit 5 ml Szintillationsflüssigkeit versetzt und schließlich wurde mittels eines Beta-Szintillations-Zählers die in die DNS der gebildeten Blasten eingebaute Radioaktivität in counts per minutes (cpm) gemessen.

2.9. Bestimmung der T-Zellsubfraktionen

Die T-Zellsubpopulation wurden mittels monoklonaler Antikörper der Firma "Ortho Diagnostic Systems" (Raritan, New Jersey, USA) im Immunfluoreszenzassay bestimmt. Die Lymphozyten wurden wie oben beschrieben gewonnen und tiefgefroren. Die Bestimmung der T-Zell-Subpopulationen erfolgte zu einem späteren Zeitpunkt.

Hierzu wurden die bei -20°C gelagerten Zellen (Bestimmung innerhalb einer Woche), bzw. bei -80°C tiefgefrorenen Zellen aufgetaut, 1x mit Waschmedium gewaschen und 10 min bei +4°C mit 1500 U/min abzentrifugiert. Das Pellet wurde in 1 ml Waschmedium aufgenommen und auf eine Konzentration von 5 Mio. Zellen/ml eingestellt. Von dieser Zellsuspension wurden jeweils 200 µl mit 5 µl mAK-Lösung versetzt, 30 min bei 0°C inkubiert, danach 2x mit kaltem

Waschmedium (Eisbad) gewaschen und jeweils 10 min bei +4°C mit 1500 U/min abzentrifugiert. Der Überstand wurde vorsichtig abdekantiert und anschließend die Zellen mit jeweils 100 µl fluoreszenzmarkierter Kaninchen-Antimaus-Immunglobulin-Lösung (1:10 in Waschmedium) versetzt und für weitere 30 min bei 0°C, geschützt vor Lichteinwirkung, inkubiert. Anschließend wurden die Zellen erneut 2x mit Waschmedium gewaschen, der Überstand sorgfältig abdekantiert. Die Zellen wurden dann mittels Pasteurpipetten auf Objektträger aufgetragen, bei 60°C getrocknet, 10 min in absolutem Alkohol unter Lichtausschluß fixiert, kurz bei 60°C getrocknet und dann mit Glycin eingedeckelt. Pro Ansatz wurden jeweils 2 Kontrollen (= 200 µl Zellsuspension + 100 µl Kaninchen-Antimaus-Immunglobulin ohne Zusatz von AK) mitgeführt. Als AK kamen zur Anwendung:
OKT3 = mAK gegen alle T-Lymphozyten ($CD3^+$)
OKT4 = mAK gegen T-Helfer/Inducer-Zellen ($CD4^+$)
OKT8 = mAK gegen T-Suppressor-/Zytotoxische Zellen ($CD8^+$)

Die Auswertung der markierten T-Zellsubpopulationen erfolgte am Immunfluoreszenzmikroskop (Leitz, Wetzlar). Die Berechnung der absoluten Zellzahl der T-Zellsubpopulationen wurde über den im Immunfluoreszenzassay ermittelten produzentalen Anteil der einzelnen Subfraktionen anhand des aktuellen Blut- und Differentialblutbildes durchgeführt.

Tabelle 4: Gesamtübersicht über die durchgeführten Untersuchungen

1. Mitogenstimulation:	Protein A (Prot. A)	
	Pokeweed Mitogen (PWM)	
	Phythämagglutinin (PHA)	
2. Antigenstimulation:	Varidase	
	Tetanustoxoid	
	Diphtherietoxoid	
	Tuberkulinantigen	
	Vaccinaantigen	
	Masernantigen	
	Rötelnantigen	
	Antigencocktail	
3. Hemmungsassays:	Protein A (Prot. A)	
	Pokeweed Mitogen (PWM)	
	Phythämagglutinin (PHA)	
	Gemischte Lympozytenkultur(MLC)	
4. T-Lymphozytensubpop.:	Alle T-Zellen	$CD3^+$
	T-Helfer-Inducerzellen	$CD4^+$
	T-Suppressor/Zytotox.T-Zellen	$CD8^+$
	Verhältnis	$CD4^+/CD8^+$

2.10. Statistische Methoden

2.10.1. Einfache Varianzanalyse (Scheffé -Test)

Zum Vergleich der verschiedenen Untersuchungsgruppen untereinander und mit der gesunden Kontrollgruppe wurden Varianzanalysen (ANOVA) gerechnet (vgl. Ingelfinger et al., 1987). Die Signifikanzgrenze wurde auf $p \leq 0{,}05$ festgelegt, wobei im Ergebnisteil die einzelnen Signifikanzen angegeben sind. Das von Scheffé (1963) entwickelte Verfahren der einfachen Varianzanalyse gilt dabei als gegenüber den Voraussetzungen der Normalverteilung der Stichproben und Mittelwertsabweichungen besonders robust, jedoch tendenziell eher konservativ, das heißt es wird zugunsten der Nullhypothese entschieden. Deshalb wurde zusätzlich der student`s t-Test eingesetzt.

2.10.2. Student`s t-Test

Zum Vergleich der schizophrenen und depressiven Untersuchungsgruppen mit der Kontrollgruppe sowie der Gruppe der Schizophrenen vor und unter Therapie bezüglich der immunfunktionellen Variablen wurde zusätzlich der t-Test für unverbundene Stichproben eingesetzt (vgl. Ingelfinger et al., 1987). Der t-Test ist ein sensiblerer Test als sie Varianzanalyse. Da es sich bei der vorliegenden Untersuchung um eine explorative Studie handelt, sind auch Unterschiede relevant, die der weniger sensiblen varianzanalytischen Methode nicht standhalten.

Mit dem t-Test für verbundene Stichproben (vgl. Ingelfinger et al., 1987) wurden zusätzlich die Daten der Gruppe derjenigen schizophrenen Patienten ausgewertet, die zweimal, also vor der Behandlung mit Neuroleptika und nach klinischer Besserung, untersucht wurden.

2.10.3. Produkt-Moment-Korrelation

Zur Berechnung des Zusammenhangs zwischen zwei – als unabhängig unterstellten – Variablen wurde die Produkt-Moment-Korrelation angewandt (vgl. Ingelfinger et al., 1987). In der vorliegenden Arbeit wurden die immunfunktionellen Variablen mit den psychopathologischen Scores korreliert, um eventuelle Zusammenhänge zu untersuchen.

2.11. Psychopathologische Skalen

2.11.1. Brief-Psychiatric-Rating-Skala

Bei den schizophrenen Patienten wurden zur Erhebung der psychopathologischen Befunde die BPRS-Skala (Brief Psychiatric Rating Scale; Overall and Goreham, 1976) eingesetzt. Die BPRS enthält 18 Items in 5 Subskalen: Angst/Depression, Anergie, Denkstörungen, Aktivität und Feindseligkeit/Mißtrauen, zusätzlich einen Gesamtscore.

2.11.2. Andreasen-Skala zur Erfassung der Negativsymptomatik (SANS)

Zusätzlich wurde bei den schizophrenen Patienten die deutsche Version der SANS-Skala (Scale for the assessment of negative symptoms) zur Beurteilung der Minussymptomatik (Dieterle et al., 1986) herangezogen. Die SANS-Sakla besteht aus 30 Items, deren Ausgeprägung jeweils auf einer 6-Punkte Skala beurteilt wird. Die SANS-Skala umfaßt neben einem Gesamtwert fünf Unterskalen vom Syndromen, deren Ausprägung gesondert gewertet werden kann:
(1) Affektverflachung und Affektstarrheit, (2) Alogie und Paralogie, (3) Abulie und Apathie, (4) Anhedonie und Assozialität, (5) Aufmerksamkeit.

2.11.3. HAMILTON-Depressionsskala

Zur Beurteilung der Ausprägung und des Schweregrades der Depression wurde die HAMILTON-Depressionsskala (HamD-Skala) eingesetzt (Hamilton, 1960), die weltweit die verbreiteste Depressionsskala ist.

2.12. Liquor-Untersuchungen

33 der untersuchten schizophrenen Patienten wurden aus klinischer Indikation nach der stationären Aufnahme liquorpunktiert. Die Indikation zur Liquorpunktion wird bei akuten Ersterkrankungen zum Ausschluß einer organischen Ursache der psychischen Symptomatik gestellt, wobei in der beschriebenen Patientengruppe nur die schizophrenen Patienten liquorpunktiert wurden. Die in die Studie aufgenommenen Patienten mit affektiver Psychose hatten bereits mindestens eine depressive oder manische Phase hinter sich, so daß bei diesen Patienten die Diagnose hinreichend geklärt war, während der hohe Anteil der liquorpunktierten schizophrenen Patienten dadurch zu erklären ist, daß in die Studie ausschließlich

nicht mit Neuroleptika vorbehandelte Patienten aufgenommen wurden, bei denen es sich vielfach um Ersterkrankungen handelte.

Für die vorliegende Untersuchung erfolgte die statistische Auswertung der Liquorergebnisse nach den Variablen Gesamteiweiß-Gehalt des Liquors, Albumingehalt des Liquors (Liquoralbumin), IgG-Gehalt des Liquors (Liquor-IgG), den Quotienten aus Serum-Albumin und Liquor-Albumin (A), Serum IgG und Liquor-IgG (I).

Folgende Normwerte wurden bei der Analyse des Liquors zugrunde gelegt:

Gesamteiweiß:	10 - 45 mg%
Liquor-Albumin:	< 34 mg%
Liquor-IgG:	< 4 mg%
Liquor/Serum-Quotient Albumin:	< 7,2
Liquor/Serum-Quotient IgG:	< 4,2

3 Ergebnisse

3.1. ZNS-Gewebsuntersuchungen

3.1.1. Immunhistochemie

Bei den Gewebsuntersuchungen zeigte sich, daß die verwendeten T-Zell Ak CD3 (Antikörper gegen den TCR-Komplex) und CD4 unter den beschriebenen Versuchsbedingungen mit ZNS-Gewebe sowohl von Kontrollen, als auch Schizophrenen reagierten. Sowohl $CD3^+$-als auch $CD4^+$-AK färbten Zellen des ZNS an (braun = durch AK angefärbter Teil der Zelle; blau = durch die Hämatoxylin-Färbung angefärbte Zellkerne; Pfeile = Kerne). Abbildung 5 zeigt die Anfärbung eines Schnittes mit dem $CD4^+$ -mAK (Ak: M-T310; Schnitt aus frontalem Cortex; Vergrößerung 1:1000; Öl; Kontrolle).

Auch AK gegen die γ/δ-Region des TCR – wobei insgesamt vier verschiedene AK gegen den TCR verwendet wurden – reagierten mit ZNS-Zellen. Abbildung 6a zeigt ein Beispiel für die Anfärbung des γ/δ-TCR-AK 1D2E5, wobei Abbildung 6b und 6c Detailaufnahmen aus 6a sind (frontaler Cortex; 1:1000; Öl; Schizophrenie).

Die angefärbten Zellen zeigen die typische Form von Neuronen; Zellsoma und Dendriten reagierten mit den AK des T-Zell Systems, die Zellkerne wurden nicht angefärbt. Bei unterschiedlich starker Anfärbung durch die verschiedenen γ/δ-TCR-AK waren die histologischen Bilder insgesamt in den untersuchten Regionen ähnlich, wie in Tabelle 5 dargestellt ist.
Weiterhin wurden jedoch auch Mikroglia-Zellen angefärbt.

Positive Kontrollpräparate (AK gegen Neurofilamente; Abb. 7, frontaler Cortex, Vergrößerung 1:1000; Öl; Schizophrenie) reagierten erwartungsgemäß mit der Anfärbung dieser Strukturen.

Negative Kontrollpräparate zeigten dagegen keine Anfärbung (vgl. Abb. 8, frontaler Cortex; 1:400; Schizophrenie). Die Herstellung dieser Präparate erfolgte unter denselben Färbebedingungen und Inkubationsschritten ohne Zugabe des primären AK's. Auch bei Verwendung einer weiteren Negativkontrolle (Mäuse IgG1) als primärem AK zeigte sich keine Anfärbung.

Auf lymphatischem Gewebe (Abb. 9, Milz; Vergrößerung 1:400) fand sich eine teilweise Anfärbung mit AK gegen γ/δ-TCR, während der größte Teil der Zellen nicht angefärbt wurde. Dies entspricht den Berichten aus der Literatur, daß die Mehrheit der T-Zellen im Blut und in lymphatischem Gewebe den α/β-Rezeptor tragen, während nur eine Minderheit der T-Zellen den γ/δ-TCR exprimiert (Borst et al., 1991).

Auf humanem Herzmuskelgewebe zeigte sich keine Anfärbung mit einem der γ/δ-TCR AK (Abb. 10, AK: 1D2E5; Vergrößerung 1:1000; Öl).

Beim Vergleich von Kontrollgewebe und Schizophrenie zeigten sich bei der semiquantitativen Auswertung keine sofort ins Auge fallenden Unterschiede, insbesondere nicht im Sinne eines 'alles oder nichts'. Allerding färbten sich sie schizophrenen Gewebsproben insbesondere bei der Verwendung der kommerziellen AK (Vδ1- und Vγ2-AK) gegen den γ/δ-TCR stärker an (vgl. Tab. 5 und 6). Bei der beschränkten Anzahl der zur Verfügung stehenden Gewebsproben läßt sich daraus jedoch keine eindeutige Aussage ableiten.

Ein Einfluß von Alter, Geschlecht und Liegedauer auf die Anfärbung war bei den untersuchten Gewebsproben (es wurden nur Proben mit kurzer, häufig extrem kurzer Liegedauer untersucht) nicht ersichtlich.

Tabelle 5: Immunhistochemische Befunde bei Färbung mit verschiedenen T-Zell AK in 3 verschiedenen Hirnregionen in vier ZNS-Gewebsproben von Kontrollen (n.u. = nicht untersucht).

Region Epitop	Cortex frontal	Cortex temp.	Thalamus	Medulla
anti-CD3 mak	+	+	+	+
anti-CD4 mak	++	++	n.u.	+
8G12 (γ/δ TCR)	+-++	+	+	+
1D2E5 (γ/δ TCR)	++	++	+	++
V δ1 (δ TCR)	+	+	+	+
V γ2 (γ TCR)	+	+	+	+

Tabelle 6: Immunhistochemische Befunde bei Färbung mit verschiedenen T-Zell AK in verschiedenen Hirnregionen in drei ZNS Gewebsproben Schizophrener (n.u. = nicht untersucht).

Region Epitop	Cortex frontal	Cortex temp.	Thalamus	Medulla
anti-CD3 mak	+	+	++	0-+
anti-CD4 mak	++	++	++	+
8G12 (γ/δ TCR)	+-++	++	+	+
1D2E5 (γ/δ TCR)	++	++	+	++
V δ1 (δ TCR)	++	++	++	+-++
V γ2 (γ TCR)	++	++	++	++

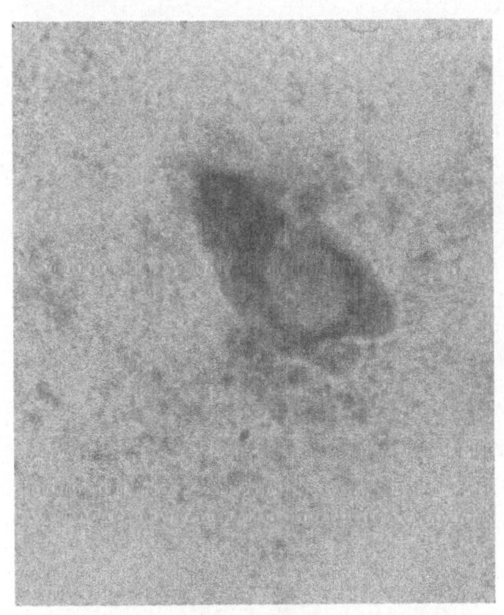

Abb. 5: (Vergr. 1:1000)

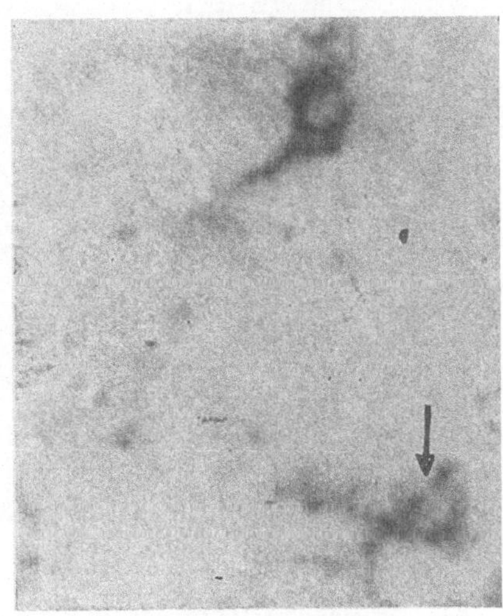

Abb. 6a: (Vergr. 1:400)

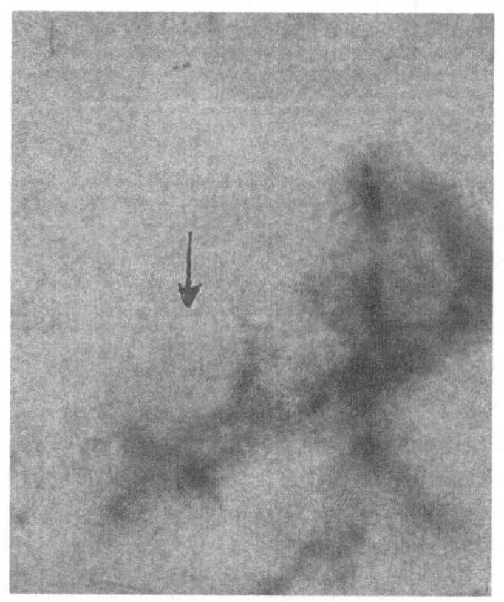

Abb. 6b: (Vergr. 1:1000)

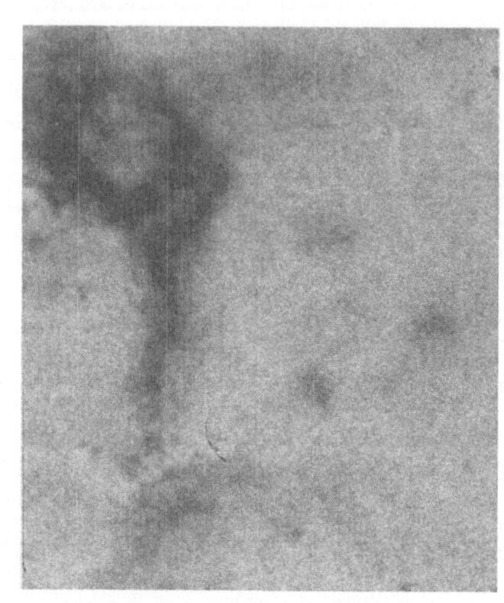

Abb. 6c: Vergr. 1:1000)

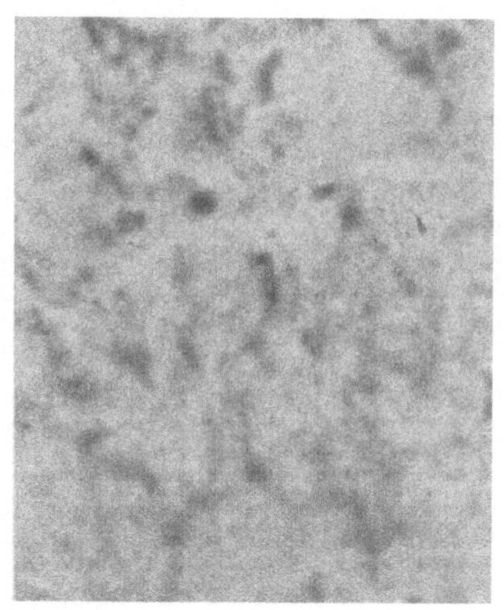

Abb. 7: (Vergr. 1:1000)

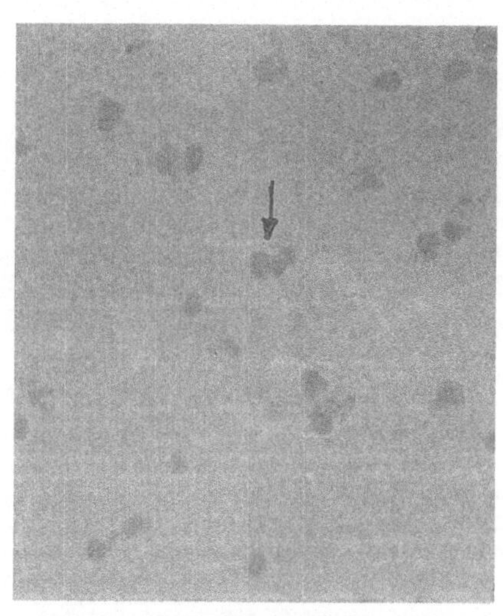

Abb. 8: (Vergr. 1:400)

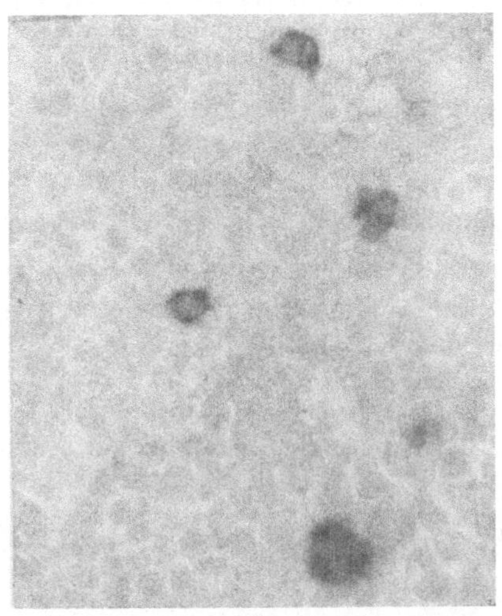

Abb. 9: (Vergr. 1:400)

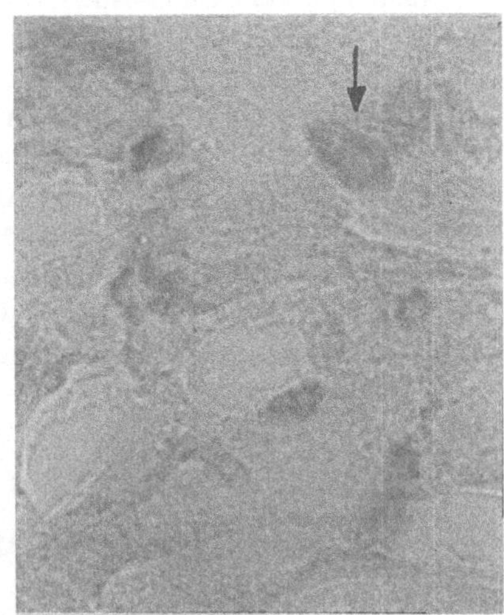

Abb. 10: (Vergr. 1:1000)

Abb. 5 - 10: Beispiele für die Anfärbung von $CD4^+$ (Abb. 5) und γ/δ-TCR (Abb. 6) in humanem post-mortem ZNS-Gewebe; Positivkontrollen auf ZNS (Abb. 7: Neurofilamente) und Milzgewebe (Abb. 8: γ/δ-TCR); Negativkontrollen im ZNS (Abb. 9) und auf humanem Herzmuskel (Abb. 10)

3.1.2. Polymerase-Ketten-Reaktion

Wie auf Grund der immunhistochemischen Befunde vermutet, konnten Fragmente der δTCR-RNA sowohl in Lymphozyten aus venösem peripheren Blut (vgl. Reihe B,C,D, Abb. 11), als auch in ZNS-Gewebsproben einer Kontrolle (vgl. Reihe E, F, G, Abb. 11) und eines Schizophrenen (vgl. Reihe H, I, K, Abb. 11) amplifiziert werden.

Das jeweilige aus der cDNA amplifizierte PCR Produkt (siehe Abbildung 11) wurde mittels Gel-Elektrophorese analysiert und zeigte die erwartete Länge von 386 Basenpaaren (bp) (vgl. Reihe D, G, K, Abb. 11).

Die Identität des PCR-Produkts wurde mit verschiedenen Restriktionsenzymen überprüft. Die Restriktionsenzyme Eco RI, RSA I und Hind III wurden verwendet und bestätigten die Identität der amplifizierten spezifischen δTCR-Sequenz (Loh et al., 1987; Hata et al., 1987).

Die Verwendung des Restriktionsenzyms Eco RI läßt einen Schnitt nach 26 Basenpaaren erwarten, also eine Bande bei 386 - 26 bp = 360 bp (vgl. Reihe C, F, I, Abb. 11), während das Restriktionsenzym RSA I nach 119 bp schneidet, also eine Bande bei 267 bp erwarten läßt (vgl. Reihe B, E, H,Abb. 11). Auch die Verwendung von Hind III erbrachte die vermuteten Ergebnisse (keine Abbildung).

Es fand sich kein Unterschied bezüglich der analysierten cDNA's, welche aus der ZNS-Gewebsprobe der Kontrollperson, des Schizophrenen und aus Lymphozyten isoliert wurde.

Die Sauberkeit der RNA von DNA wurde mit PCR ohne reverse Transskriptase untersucht. darüber hinaus zeigte sich bei der Amplifikation genomischer DNA ein deutlich längeres PCR-Produkt von etwa 1500 Basenpaaren ('M', Abb. 11).

Die PCR zeigt also, daß sich die genetische Information für den dTCR in humanen ZNS-Gewebsproben befindet. Allerdings erlaubt dieses Verfahren keine Aussage über die Herkunft der cRNA, weshalb diese Methode der Ergänzung durch immunhistochemische Untersuchungen bedarf.

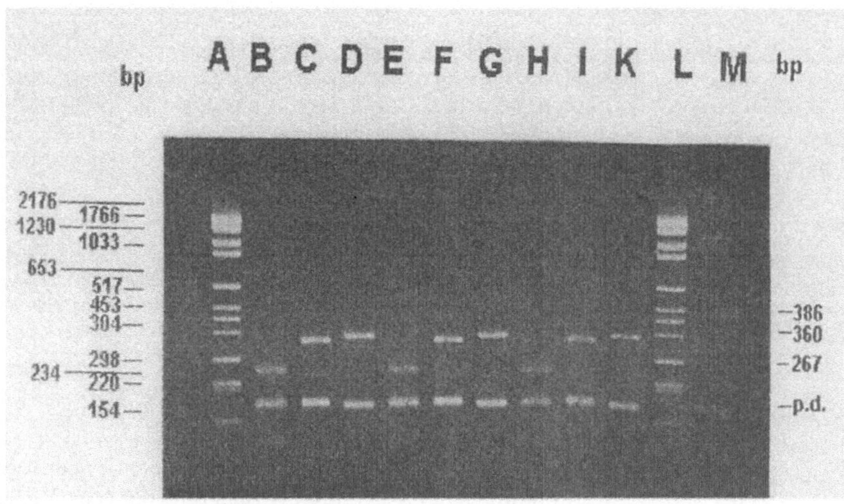

Abb. 11:

A, L: Marker für Molekulargewicht;

B: Amplifizierte Lymphozyten-cDNA, geschnitten mit dem Restriktionsenzym RSA I (erwartete Produktlänge 267 bp)

C: Amplifizierte Lymphozyten-cDNA, geschnitten mit dem Restriktionsenzym Eco RI (erwartete Produktlänge 360 bp)

D: Ungeschnittene amplifizierte Lymphozyten-cDNA

E: Amplifizierte ZNS-Proben cDNA (Kontrolle), RSA I

F: Amplifizierte ZNS-Proben cDNA (Kontrolle), Eco RI

G: Amplifizierte ZNS-Proben cDNA (Kontrolle), ungeschnitten

H: Amplifizierte ZNS-Proben cDNA (Schizophren), RSA I

I: Amplifizierte ZNS-Proben cDNA (Schizophren), Eco RI

K. Amplifizierte ZNS-Proben cDNA (Schizophren), ungeschnitten

M: Amplifizierte chromosomale DNA (Lymphozyten), Produktlänge 1500 bp

p.d.: Unspezifische Amplifikationsprodukte ('primer dimer')

3.2. Lymphozytentransformationstests

3.2.1. Mitogenstimulation

Lymphozyten schizophrener Patienten im akuten Stadium reagierten gegen Pokeweed Mitogen (PWM) und Phythämagglutinin (PHA) stärker als Lymphozyten gesunder Kontrollen, wobei eine Signifikanz der Unterschiede nur im t-Test, nicht im Scheffé-Test bestand (Tab. 7).

Im Protein A-System zeigten sich keine signifikanten Unterschiede in der Lymphozytenreaktivität schizophrener Patienten vor Behandlung gegenüber der gesunder Kontrollen.

Die Lymphozytenreaktivität schizophrener Patienten nach Behandlung zeigte im Vergleich zu der vor Behandlung keine signifikanten Unterschiede. Die Mittelwerte der Ergebnisse in den Testsystemen lagen insgesamt etwas höher als bei den Patienten im akuten Stadium (Tab. 8), es bestand keine Tendenz zur Normalisierung der Lymphozytenreaktivität nach der Behandlung.

Die Lymphozyten der Patientengruppe der affektiven Psychosen reagierten im Vergleich zur gesunden Kontrollgruppe signifikant höher in den Mitogen-Testsystemen PWM ($p<0,01$) und PHA ($p<0,05$), jedoch ebenfalls nur im t-Test

Tabelle 7: Vergleich des Stimulationsverhaltens nach Inkubation mit den Mitogenen Protein A, PWM und PHA in verschiedenen diagnostischen Gruppen.

Mitogen (c p m)	Kontr.	Schizo vor Behan.	Depr/Int	Schizo./Kontr.		Depr./Kontr.		Schizo./Depr.	
				t-Test	Scheffé	t-Test	Scheffé	t-Test	Scheffé
Prot. A	4600 ±4570 n = 51	4620 ±4950 n = 55	5380 ±7260 n = 34	n.s.	n.s.	n.s.	n.s.	n.s.	n.s.
PWM	27900 ±19670 n = 51	46660 ±32840 n = 55	50400 ±37630 n = 34	p ≤ 0,001	n.s.	p = 0,002	n.s.	n.s.	n.s.
PHA	107850 ±66820 n = 51	144460 ±73070 n = 55	146790 ±93490 n = 34	p = 0,007	n.s.	p = 0,039	n.s.	n.s.	n.s.

Tabelle 8: Vergleich des Stimulationsverhaltens schizophrener Patienten vor und nach der Behandlung mit Neuroleptika nach Inkubation mit den Mitogenen Protein A, PWM und PHA

Mitogen (cpm)	Schizo vor Behand.	Schizo nach Behand.	gepaarter t-Test (n = 15)	ungepaarter t-Test
Protein A	4620 ± 4950 n = 55	5936 ± 5693 n = 26	n.s.	n.s.
PWM	46660 ± 32840 n = 55	62110 ± 28651 n = 26	n.s.	n.s.
PHA	144460 ± 73070 n = 55	150803 ± 73338 n = 25	n.s.	n.s.

für unverbundene Stichproben. Im Vergleich zu akut schizophrenen Patienten zeigte sich in keinem Mitogen-Testsystem ein signifikanter Unterschied (Tab. 7).

3.2.2. Antigenstimulation

Lymphozyten akut schizophrener Patienten reagierten in den beiden Antigen-Testsystemen Tuberkulin GT 1 (vgl. Tab. 9) und Tuberkulin GT 10 (vgl. Abb. 12, Tab. 9) signifikant niedriger, jedoch gegen den Antigen-Cocktail signifikant höher als die Kontrollgruppe (vgl. Abb. 13, Tab. 9), diese Signifikanzen bestanden sowohl im t-Test als auch im Scheffé-Test.

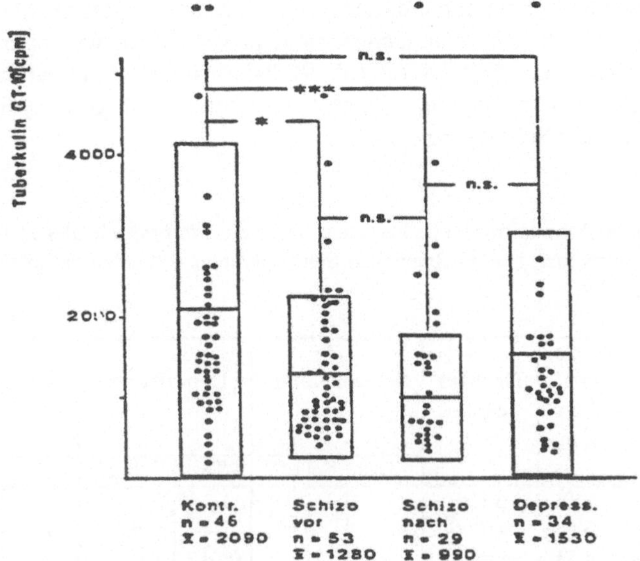

Abb. 12: Lymphozytenreaktivität in counts per minute (cpm) auf Antigen-Stimulation mit *Tuberkulin* GT-10: Vergleich zwischen schizophrenen Patienten vor und nach Behandlung, depressiven Patienten und gesunden Kontrollen (**=p<0,05;***p<0,001; t-Test).

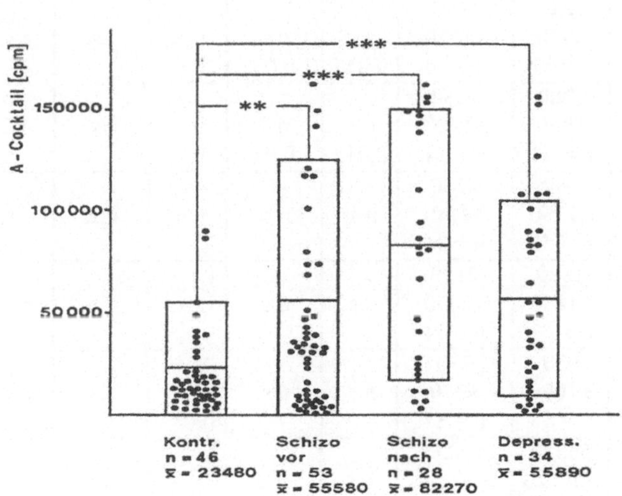

Abb. 13: Lymphozytenreaktivität in counts per minute (cpm) auf Antigen-Stimulation mit dem *Antigencocktail*: Vergleich zwischen schizophrenen Patienten vor und nach Behandlung, depressiven Patienten und gesunden Kontrollen (**=p<0,01; ***=p<0,001; t-Test).

Bei der Lymphozytenstimulation durch die Antigene Varidase, Diphterie, Masern, Vaccina und Röteln zeigten sich keine Unterschiede zwischen den schizophrenen Patienten und den Kontrollen (Abb. 14-16, Tab. 9), lediglich nach Stimulation mit Tetanus-Antigen fand sich im Scheffé-Test eine signifikant niedrigere Lymphozytenproliferation bei akut Schizophrenen.

Tabelle 9: Vergleich des Stimualtionsverhalten nach Inkubation mit verschiedenen bakteriellen und viralen Antigenen bei unbehandelten Schizophrenen, Patienten mit affektiver Psychose und Kontrollen.

Antigen	Kontr. c p m	Schizo von Behan. c p m	Depr/Int c p m	Schizo./Kontr.		Depr./Kontr.		Schizo./Depr.	
				t-Test	Scheffé	t-Test	Scheffé	t-Test	Scheffé
Varidase	1870 ±1340 n = 52	1640 ±1840 n = 53	1220 ±1000 n = 34	n.s.	n.s.	p = 0,018	n.s.	n.s.	n.s.
Tetanus	21520 ±28920 n = 52	12370 ±27730 n = 53	9920 ±23370 n = 34	n.s.	p = 0,05	p = 0,054	p ≤ 0,05	n.s.	n.s.
Diphterie	2840 ±4730 n = 52	1580 ±930 n = 53	1050 ±1080 n = 34	n.s.	n.s.	p = 0,011	p ≤ 0,05	n.s.	n.s.
Tuberkul. GT 1	2340 ±3820 n = 52	1240 ±900 n = 53	1410 ±1430 n = 34	p = 0,048	p ≤ 0,05	n.s.	n.s.	n.s.	n.s.
Tuberkul. GT 10	2090 ±2060 n = 52	1280 ±960 n = 53	1530 ±1500 n = 34	p = 0,012	p ≤ 0,05	n.s.	n.s.	n.s.	n.s.
Masern	1840 ±2560 n = 52	1940 ±1350 n = 53	2640 ±4140 n = 34	n.s.	n.s.	n.s.	n.s.	n.s.	n.s.
Vaccina	2920 ±3860 n = 52	1820 ±1850 n = 53	2170 ±2470 n = 34	n.s.	n.s.	n.s.	n.s.	n.s.	n.s.
Röteln	1020 ±620 n = 52	930 ±1090 n = 53	790 ±370 n = 34	n.s.	n.s.	p = 0,032	n.s.	n.s.	n.s.
Antigen-Cocktail	23480 ±31560 n = 52	55580 ±68120 n = 53	55890 ±46420 n = 34	p ≤ 0,003	p ≤ 0,05	p = 0,001	p ≤ 0,05	n.s.	n.s.

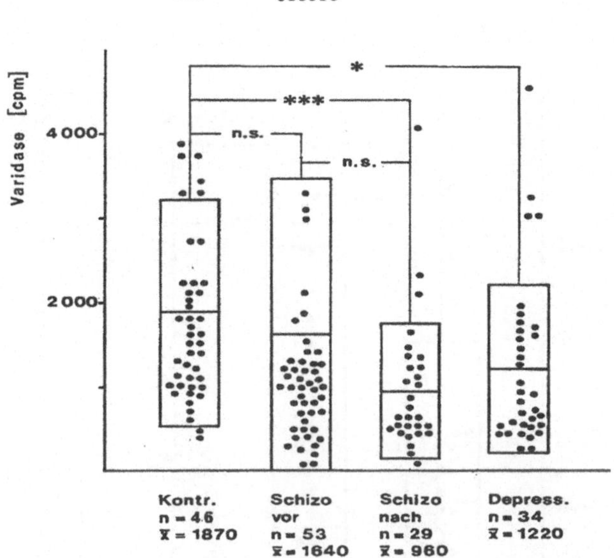

Abb. 14: Lymphozytenreaktivität in counts per minute (cpm) auf Antigen- Stimulation mit *Varidase*: Vergleich zwischen schizophrenen Patienten vor und nach Behandlung, depressiven Patienten und gesunden Kontrollen (*=p<0,05; ***=p<0,001; t-Test).

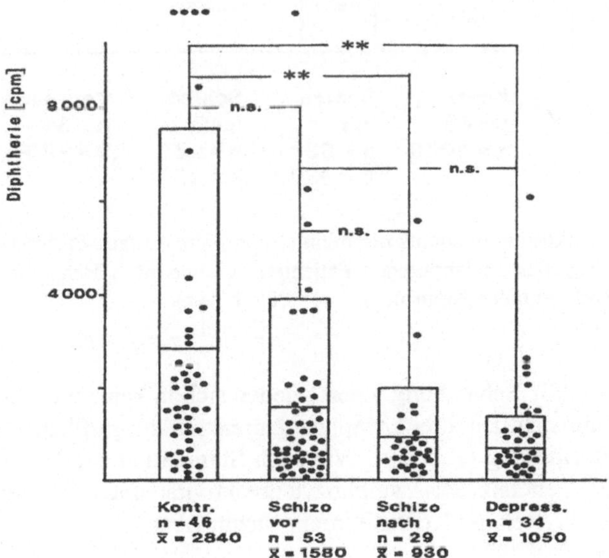

Abb. 15: Lymphozytenreaktivität in counts per minute (cpm) auf Antigen-Stimulation mit *Diphtherie*: Vergleich zwischen schizophrenen Patienten vor und nach Behandlung, depressiven Patienten und gesunden Kontrollen(**=p<0,01;t-Test).

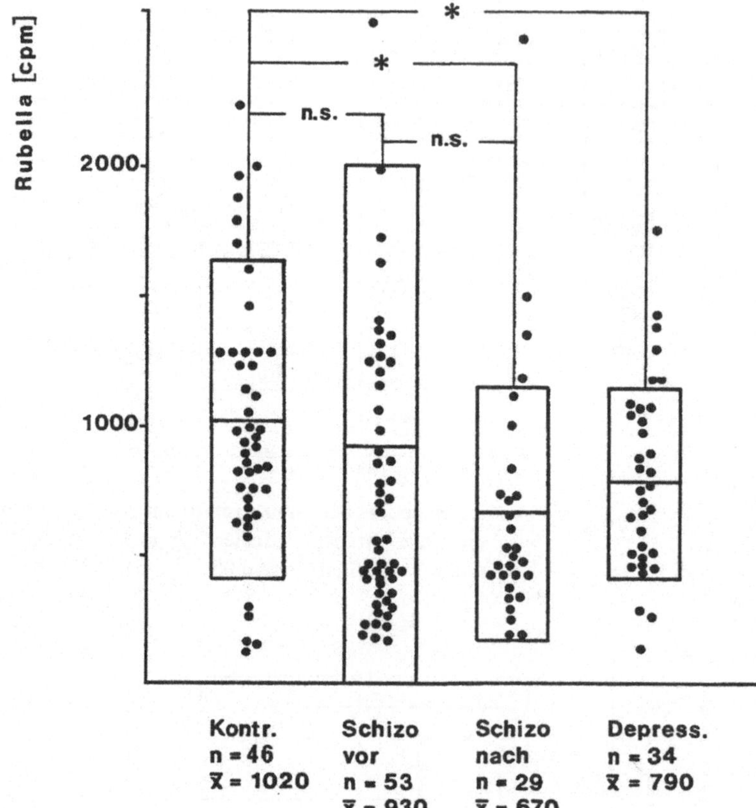

Abb. 16: Lymphozytenreaktivität in counts per minute (cpm) auf Antigen-Stimulation mit *Rubella*: Vergleich zwischen schizophrenen Patienten vor und nach Behandlung, depressiven Patienten und gesunden Kontrollen (*=p<0,05; t-Test).

Schizophrene Patienten vor Behandlung unterschieden sich in keinem der getesteten Antigensystemen hinsichtlich ihrer Lymphozytenreaktivtät signifikant von den Patienten nach der Behandlung (Tab. 10). Wie nach Stimulation bei den Mitogenen zeigte sich keine Tendenz der Lymphozytenreaktivität unter Therapie mit Neuroleptika, sich den Werten der Kontrollgruppe anzunähern.

Tabelle 10: Vergleich des Stimulationsverhalten nach Inkubation mit verschiedenen bakteriellen und viralen Antigenen bei schizophrenen Patienten vor und unter Behandlung (nach klinischer Besserung).

Antigen	Schizo von Behand. (c p m)	Schizo nach Behand. (c p m)	gepaarter t-Test (n = 15)	ungepaarter t-Test
Varidase	1640 ±1840 n = 53	960 ±800 n = 16	n.s.	$p \leq 0{,}023$
Tetanus	12370 ±27730 n = 53	31420 ±55610 n = 16	n.s.	n.s.
Diphterie	1580 ±2320 n = 53	930 ±1070 n = 16	n.s.	n.s.
Tuberkul. GT 1	1240 ±900 n = 53	1740 ±2750 n = 16	n.s.	n.s.
Tuberkul. GT 10	1280 ±960 n = 53	990 ±770 n = 16	n.s.	n.s.
Masern	1940 ±1350 n = 53	2580 ±5930 n = 16	n.s.	n.s.
Vaccina	1820 ±1850 n = 53	1310 ±1030 n = 16	n.s.	n.s.
Röteln	930 ±1090 n = 53	670 ±490 n = 16	n.s.	n.s.
Antigen-Cocktail	55580 ±68120 n = 53	82270 ±65270 n = 16	n.s.	n.s.

Lymphozyten der Patienten mit affektiver Psychose reagierten dagegen im Vergleich zur gesunden Kontrollgruppe signifikant niedriger in den Antigen-Testsystemen Varidase (nur im t-Test), Diphterie und Röteln, sowie signifikant höher gegen den Antigen-Cocktail. In den übrigen Antigen-Testsystemen (Tuberkulin GT 1 und GT 10, Masern und Vaccina) reagierten die Lymphozyten der affektiv Erkrankten unverändert gegenüber den Lymphozyten der gesunden Kontrollgruppe. (Abb. 12-16, Tab. 9).

Insgesamt zeigte sich also in beiden Patientengruppen – außer nach Stimulation im Antigen-Cocktail – durchweg eine Erniedrigung der Lymphozytenreaktivität gegenüber gesunden Kontrollen, während beim Antigen-Cocktail bei beiden Patientengruppen eine Erhöhung der Reaktivität zu finden war. Therapie mit Neuroleptika und klinische Besserung hingegen führten nicht zu einer Erhöhung der Lymphozytenreaktivität bzw. zu einer Annäherung an die Werte der Kontrollgruppe.

3.3. T-Zellen und T-Zell-Subfraktionen

Schizophrene Patienten vor der Behandlung zeigten gegenüber der gesunden Kontrollgruppe bezüglich der T-Lymphozyten und T-Lymphozytensubpopulationen deutliche Unterschiede. So fand sich bei schizophrenen Patienten vor Behandlung ein signifikant höherer prozentualer Anteil an $CD3^+$-T-Lymphozyten (OKT3), die $CD4^+$T-Helfer/Inducerzellen (OKT4) waren nur im t-Test signifikant prozentual erhöht. (Abb. 17, Abb. 19,Tab.11).

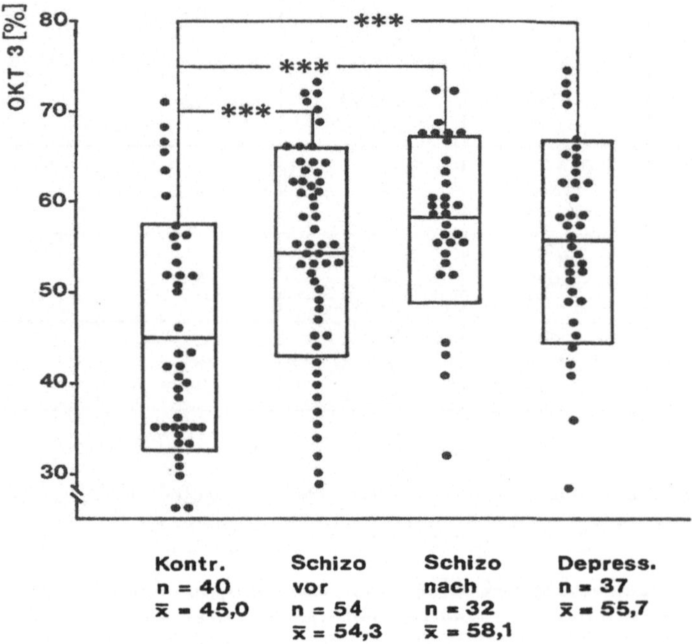

Abb. 17: *Gesamt-T-Lymphozyten* ($CD3^+$) in %: Vergleich zwischen schizophrenen Patienten vor und nach Behandlung, depressiven Patienten und gesunden Kontrollen (***=p<0,001; t-Test).

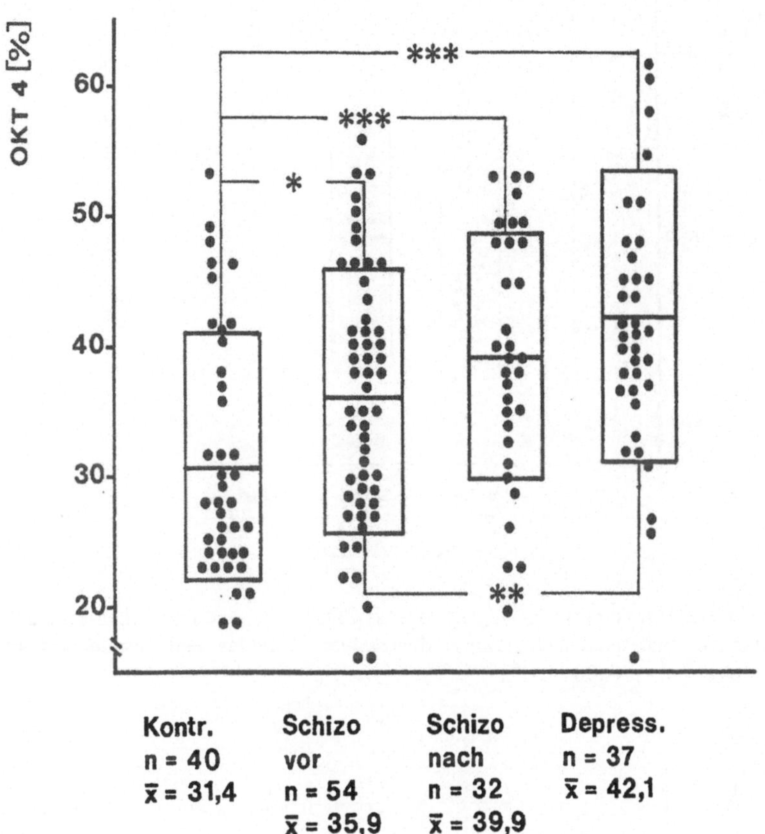

Abb. 18: Lymphozyten-Subpopulation CD4+ in %: Vergleich zwischen schizophrenen Patienten vor und nach Behandlung, depressiven Patienten und gesunden Kontrollen (*=p<0,05; **=p<0,01; ***=p<0,001;t-Test).

Auch nach Berechnung der absoluten T-Lymphozytenzellzahlen blieben signifikante Unterschiede bestehen. Schizophrene Patienten vor Behandlung zeigten gegenüber der gesunden Kontrollgruppe eine signifikante Erhöhung der T-Lymphozyten in beiden Testverfahren. Die CD4+-Zellen waren im t-Test signifikant erhöht (Abb. 19, Abb. 20, Tab.11).

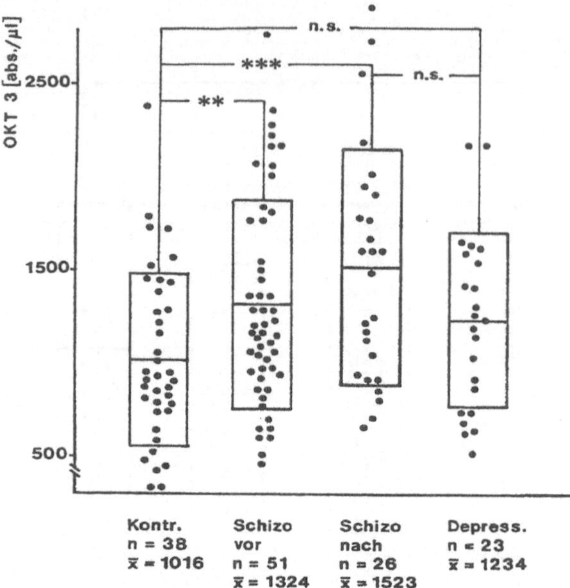

Abb. 19: Zellzahl/µl an *Gesamt-T-Lymphozyten* CD3^{+}: Vergleich zwischen schizophrenen Patienten vor und nach Behandlung, depressiven Patienten und gesunden Kontrollen (**=p<0,01; ***=p<0,001; t-Tes

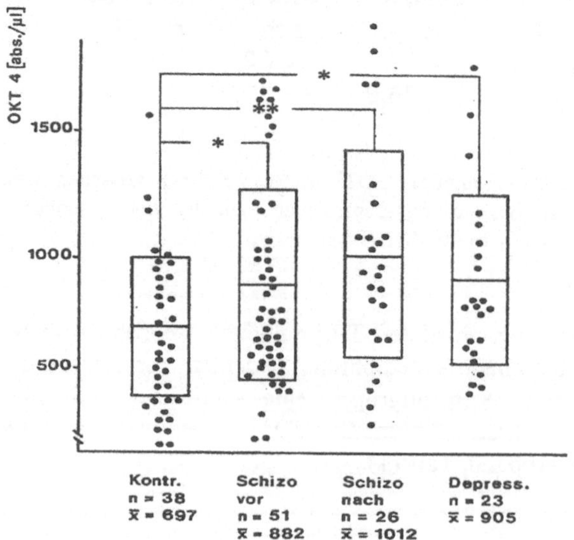

Abb. 20: Zellzahl/µl der Lymphozyten-Subpopulation CD4^{+}: Vergleich zwischen schizophrenen Patienten vor und nach Behandlung, depressiven Patienten und gesunden Kontrollen (*=p<0,05; **=p<0,01;t-Test).

Die Zahl der T-Suppressor/ zytoxische T-Zellen ($CD8^+$) schizophrener Patienten vor und nach Behandlung unterschieden sich dagegen weder prozentual noch absolut von den $CD8^+$-Zellzahlen der gesunden Kontrollgruppe (Abb. 21, Abb. 22, Tab. 11, Tab. 12).

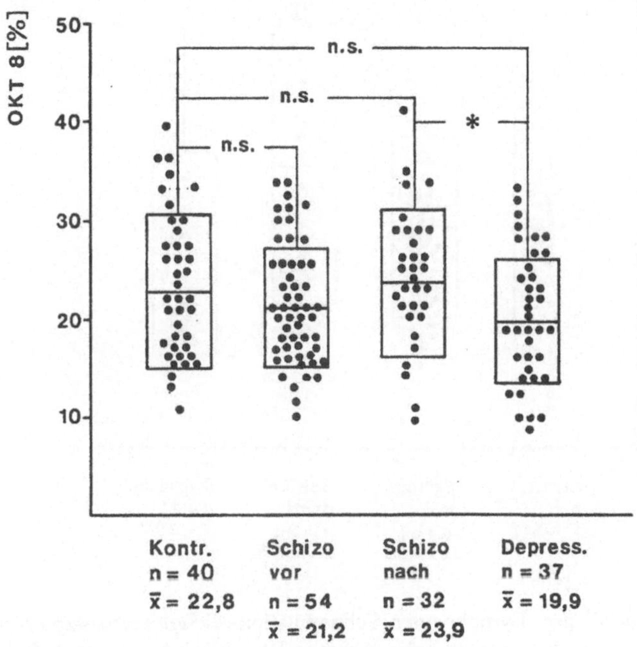

Abb. 21: Lymphozyten-Subpopulation *T-Suppressor-/Zytotoxische T-Zellen* $CD8^+$ in %: Vergleich zwischen schizophrenen Patienten vor und nach Behandlung, depressiven Patienten und gesunden Kontrollen (*=p<0,05:t-Test).

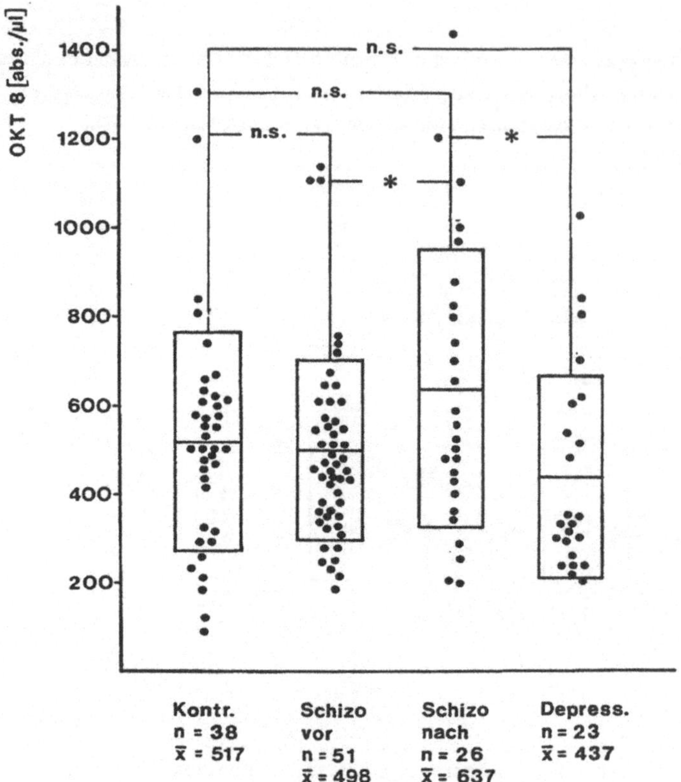

Abb. 22: Zellzahl/µl der Lymphozyten-Subpopulation *T-Suppressor-/Zytotoxische T-Zellen* $CD8^+$: Vergleich zwischen schizophrenen Patienten vor und nach Behandlung, depressiven Patienten und gesunden Kontrollen (*=p<0,05; t-Test).

Zwischen den beiden schizophrenen Patientengruppen vor und nach Behandlung ergaben sich sowohl prozentual als auch absolut gesehen signifikante Unterschiede nur im gepaarten t-Test bezüglich der $CD3^+$- und $CD4^+$-Zellen. Beim Vergleich der größeren Gruppen im ungepaarten t-Test zeigten sich hinsichtlich der $CD3^+$-Lymphozyten und der T-Zellsubpopulationen $CD4^+$ und $CD8^+$ keine signifikanten Unterschiede. Es war jedoch für die Patientengruppe nach Therapie jeweils ein Trend zur Vermehrung der Gesamt-T-Zell-Zahl und der T-Zell-Subpopulationen, sowohl prozentual als auch absolut, zu verzeichnen (Abb. 17-22, Tab. 12).

Tabelle 11: Vergleich der absoluten und prozentualen T-Zellen und T-Zellsubpopulationen bei unbehandelten schizophrenen sowie endogen-depressiven Patienten und Kontrollen

Zell-zahl	Kontr.	Schizo vor Behan.	Depr./Int.	Schizo./Kontr.		Depr./Kontr.		Schizo./Depr.	
				t-Test	Scheffé	t-Test	Scheffé	t-Test	Scheffé
$CD3^+$ abs	x=1016 ±457 n = 38	x=1324 ±551 n = 51	x=1234 ±465 n = 23	p = 0,006	p ≤ 0,05	n.s.	n.s.	n.s.	n.s.
$CD3^+$ %	x=45% ±23% n = 38	x=54% ±11% n = 51	x=56% ±11% n = 37	p ≤ 0,0001	p ≤ 0,05	p ≤ 0,001	p ≤ 0,05	n.s.	n.s.
$CD4^+$ abs	x=697 ±312 n = 38	x=882 ±409 n = 51	x=905 ±362 n = 23	p ≤ 0,017	n.s.	p = 0,021	n.s.	n.s.	n.s.
$CD4^+$ %	x=31% ± 9% n = 38	x=36% ±10% n = 51	x=42% ±11% n = 37	p = 0,025	n.s.	p ≤ 0,001	p ≤ 0,0	p = 0,007	p ≤ 0,05
$CD8^+$ abs	x=517 ±248 n = 38	x=498 ±218 n = 51	x=437 ±229 n = 23	n.s.	n.s.	n.s.	n.s.	n.s.	n.s.
$CD8^+$ %	x=22% ±7% n = 38	x=21% ±6% n = 51	x=20% ±7% n = 37	n.s.	n.s.	n.s.	n.s.	n.s.	n.s.
Ratio $CD4^+$ / $CD8^+$	x=1,52 ±0,62 n = 38	x=1,83 ±0,77 n = 51	x=2,40 ±1,40% n = 37	p ≤ 0,04	-	p ≤ 0,0015	-	p = 0,016	-

Tabelle 12: Vergleich der absoluten und prozentualen T-Zellen und T-Zell-Subpopulationen bei schizophrenen Patienten vor und unter Behandlung (nach klinischer Besserung).

Zellzahl	Schizo. vor Behand. (c p m)	Schizo. nach Behand. (c p m)	gepaarter t-Test (n = 15)	ungepaarter t-Test
$CD3^{+}$ abs	x = 1324 ±551 n = 51	x = 1523 ±636 n = 26	$p \leq 0{,}047$	n.s.
$CD3^{+}$ %	x = 54% ±11% n = 51	x = 58% ±9% n = 26	p = 0,007	n.s.
$CD4^{+}$ abs	x = 882 ±409 n = 51	x = 1012 ±448 n = 26	p = 0,013	n.s.
$CD4^{+}$ %	x = 36% ±10% n = 51	x = 39% ±9% n = 26	p = 0,048	n.s.
$CD8^{+}$ abs	x = 498 ±218 n = 51	x = 637 ±313 n = 26	n.s.	n.s.
$CD8^{+}$ %	x = 21% ±6% n = 51	x = 24% ±7% n = 26	n.s.	n.s.
Ratio $CD4^{+}/CD8^{+}$	x = 1,83 ±0,77 n = 51	x = 1,83 ±0,89 n = 26	n.s.	n.s.

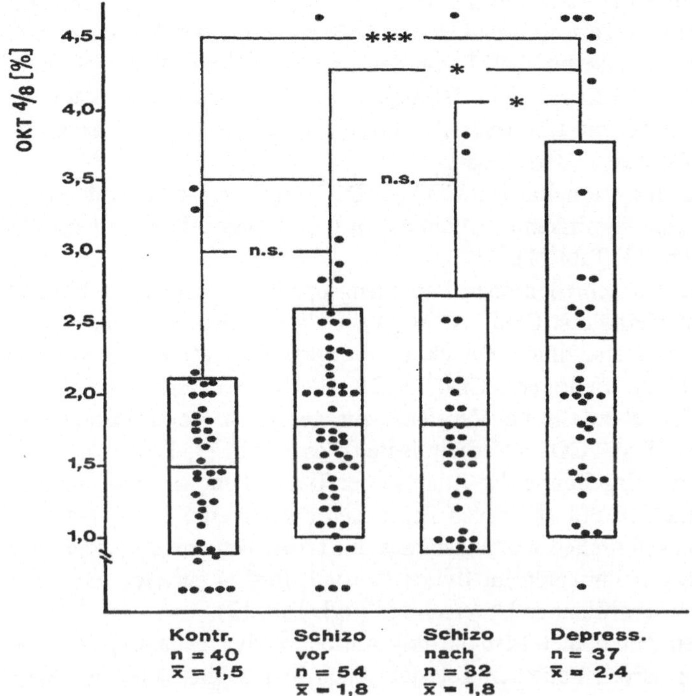

Abb. 23: Verhältnis von $CD4^{+}$-Zellen in % zu $CD8^{+}$Zellen in % (Ratio OKT4/OKT8): Vergleich zwischen schizophrenen Patienten vor und nach Behandlung, depressiven Patienten und gesunden Kontrollen (*=p<0,05; ***=p<0,001; t-Test).

Hinsichtlich der $CD8^{+}$-Zellen zeigte sich kein Unterschied zwischen den schizophrenen Patienten vor und unter Therapie, ebenso nicht im Verhältnis der $CD4^{+}/CD8^{+}$-Zellen.

Gegenüber der Gruppe der Patienten mit affektiven Psychosen zeigten schizophrene Patienten vor Behandlung einen signifikant niedrigeren prozentualen Anteil an $CD4^{+}$-Zellen (OKT4: $p<0{,}01$) sowie ein leicht, nicht signifikant niedrigeres $CD4^{+}$-/$CD8^{+}$-Verhältnis. Absolut gesehen unterschieden sich die T-Helferzellzahlen beider Untersuchungsgruppen nicht signifikant. Auch in den anderen T-Zell-Subpopulationen zeigten sich zwischen schizophrenen Patienten vor Behandlung und depressiven Patienten weder prozentual noch absolut signifikante Unterschiede (Abb. 17-23, Tab. 11).

Die Gruppe der Patienten mit affektiver Psychose selbst unterschied sich jedoch signifikant von der gesunden Kontrollgruppe bezüglich des prozentualen Anteils an $CD3^{+}$-Zellen und $CD4^{+}$-Zellen in beiden Testverfahren, wobei die Patienten stets höhere Werte hatten. Auch bei der Berechnung der Absolutzahlen von

$CD4^+$-Zellen zeigten diese Patienten im Vergleich zu gesunden Kontrollen signifikant höhere Werte im t-Test, während sich nach Berechnung der Absolutzellzahlen die Gesamt-T-Lymphozyten $CD3^+$ von den gesunden Kontrollen nicht mehr unterschieden (Abb. 17-23, Tab. 11). Bezüglich der $CD8^+$-Zellen ergaben sich zwischen den Patienten mit affektiver Psychose und der gesunden Vergleichsgruppe keine signifikanten Unterschiede.

Die Bestimmung des Verhältnisses $CD4^+$-/$CD8^+$ ergab bei den akut schizophrenen Patienten eine signifikante Erhöhung im t-Test gegenüber der gesunden Kontrollgruppe (Abb. 23, Tab. 11).

Zwischen den beiden schizophrenen Patientengruppen vor und nach Behandlung zeigte sich im Verhältnis $CD4^+$-/$CD8^+$ kein Unterschied, während schizophrene Patienten vor Behandlung jedoch im Vergleich zu affektiv erkrankten Patienten ein signifikant niedrigeres $CD4^+$-/$CD8^+$-Verhältnis hatten. Bei affektiv Erkrankten fand sich ebenfalls im Vergleich zur gesunden Kontrollgruppe ein signifikant erhöhtes $CD4^+$-/$CD8^+$-Verhältnis im t-Test (Abb. 23, Tab. 11).

Beim Vergleich der Ergebnisse der Analyse der T-Zell-Populationen innerhalb der Gruppe der Patienten mit affektiven Psychosen ergaben sich keine Hinweise auf einen Einfluß des aktuellen Zustandsbildes. Im t-Test wurden akut depressive Patienten (n=20) gegen Patienten im freiem Intervall (n=13) getestet, es zeigten sich keine statistisch signifikanten Unterschiede (vgl. Tab. 13).

Weiterhin wurden mit dem t-Test die mit Antidepressiva behandelten versus unbehandelten depressiven Patienten getestet. Auch hier zeigte sich hinsichtlich der T-Zell-Populationen kein signifikanter Unterschied.

Tabelle 13: T-Zellen und T-Zell-Subpopulationen bei affektiven Psychosen

Zellen	Prob. n = 45	Pat. in Depr. n = 20	Pat. im freien Intervall n = 13	Prob./Pat. in Depr.	Prob./Pat. im freien Intervall	Pat. in Depr./freiem Intervall
CD3+ abs	1016±457	1238±475	-	n.s.	-	-
CD3+ %	45±12	55±12	56±8	t = 3,24 p = 0,002	t = 3,17 p = 0,003	n.s.
CD4+ abs	697±312	914±367	-	t = 2,44 p = 0,018	-	-
CD4+ %	31±9	41±11	43±10	t = 3,75 p = 0,000	t = 4,09 p = 0,000	n.s.
CD8+ abs	517±248	433±233	-	n.s.	-	-
CD8+ %	22±7	19±7	20±6	n.s.	n.s.	n.s.
Ratio (CD4/8) %	1,52±0,62	2,44±1,38	2,43±1,34	t = 3,09 p = 0,004	t = 2,35 p = 0,034	n.s.

3.4. Hemmung der Lymphozytenproliferation durch ConA-stimulierte Lymphozyten und in der gemischten Lymphozytenkultur.

Schizophrene Patienten vor Behandlung zeigten im Vergleich zu gesunden Kontrollen eine signifikant erniedrigte Hemmung durch ConA stimulierte Zellen in den Testsystemen PWM und PHA bei beiden statistischen Verfahren sowie in der gemischten Lymphozytenkultur (MLC) im t-Test (Tab. 14, Abb. 27-29). Im Protein A Testsystem zeigte sich kein Unterschied zwischen akut schizophrenen Patienten und Kontrollen.

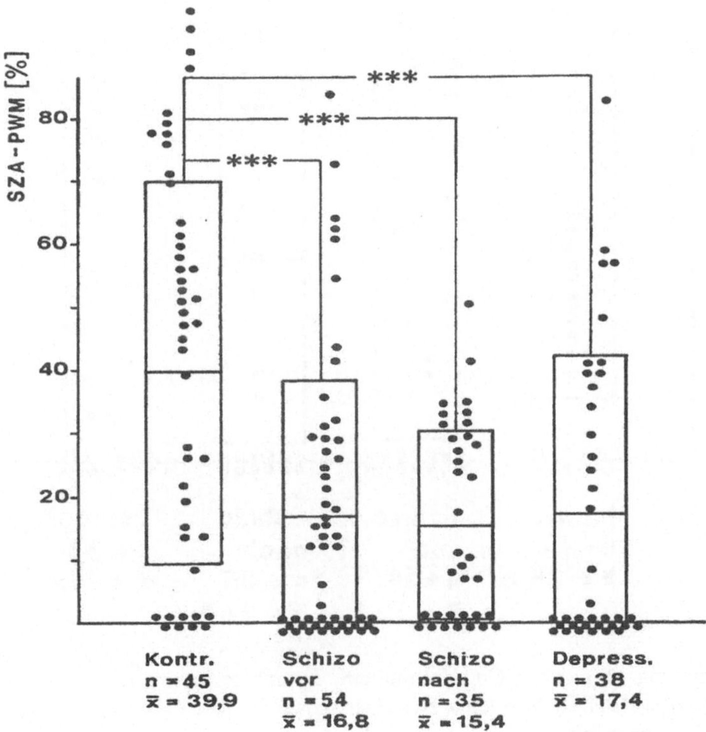

Abb. 24: Hemmung in % durch ConA-stimulierte Lymphozyten im Mitogen-testsystem *Pokeweed Mitogen* (PWM): Vergleich zwischen schizophrenen Patienten vor und nach Behandlung, depressiven Patienten und gesunden Kontrollen (***=p<0,001;t-Test).

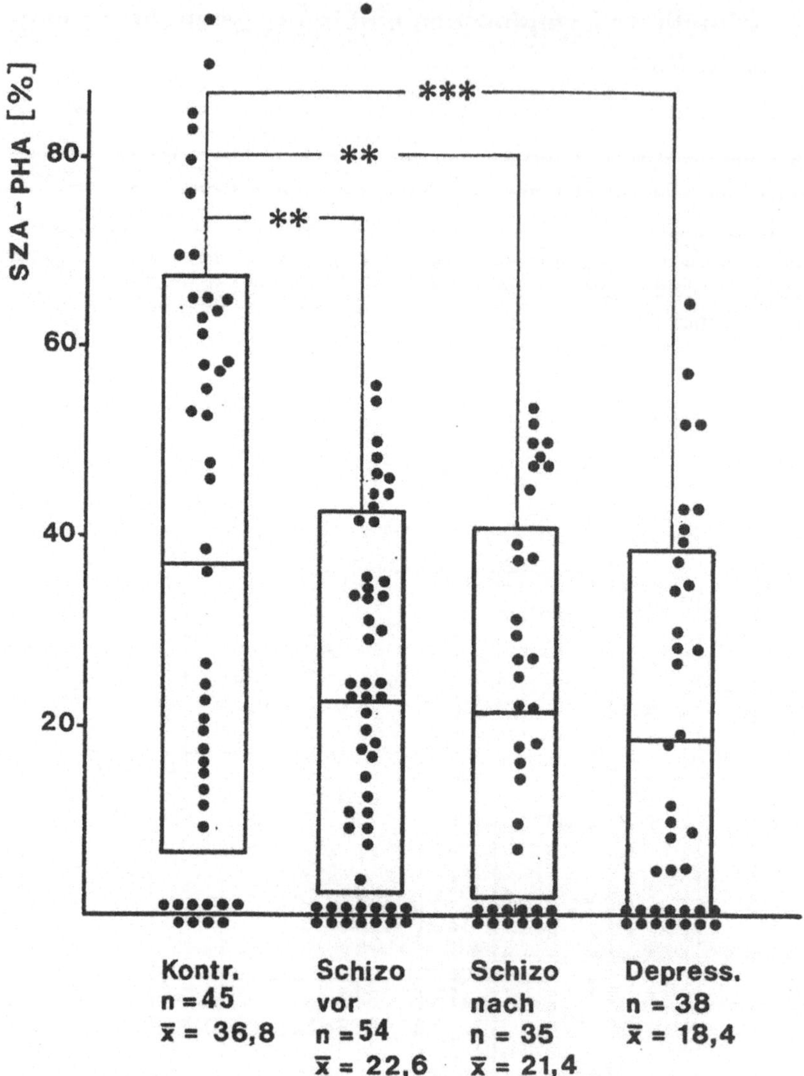

Abb. 25: Hemmung (%) durch ConA-stimulierte Lymphozyten im Mitogentestsystem *Phythämagglutinin* (PHA): Vergleich zwischen schizophrenen Patienten vor und nach Behandlung, depressiven Patienten und gesunden Kontrollen (**=p<0,01, ***=p<0,001;t-Test).

Tabelle 14: Vergleich der Hemmung durch ConA-stimulierte Zellen in den Mitogensystemen Protein A, PHA, PWM und in der gemischten Lymphozytenkultur zwischen unbehandelten Schizophrenen, Patienten mit affektiver Psychose und Kontrollen.

Assay	Kontr.	Schizo. vor Behan. c p m	Depr./Int	Schizo./Kontr.		Depr./Kontr.		Schizo./Depr.	
				t-Test	Scheffé	t-Test	Scheffé	t-Test	Scheffé
Prot. A	x=22,8% ±27,6% n = 45	x=20,2% ±25,8% n = 54	x=30,1% ±27,9% n = 38	n.s.	n.s.	n.s.	n.s.	n.s.	n.s.
PHA	x=36,8% ±30,4% n = 45	x=22,6% ±20,2% n = 54	x=18,4% ±19,9% n = 38	p ≤ 0,001	p ≤ 0,05	p = 0,001	p ≤ o,o5	n.s.	n.s.
PWM	x=39,9% ±30,9% n = 45	x=16,8% ±21,7% n = 54	x=17,3% ±22,6% n = 38	p = 0,006	p ≤ 0,05	p ≤ 0,001	p ≤ 0,05	n.s.	n.s.
MLC	x=19,3% ±27,2% n = 43	x=9,7% ±23,1% n = 59	x=8,8% ±22,8% n = 39	p = 0,05	n.s.	p ≤ 0,056	n.s.	n.s.	n.s.

Schizophrene Patienten vor und nach Behandlung unterschieden sich hinsichtlich der Hemmung durch ConA-stimulierte Lymphozyten nicht, nur in der gemischten Lymphozytenkultur fand sich ein Unterschied. Die Patienten nach Behandlung zeigten hier eine nochmals signifikant niedrigere Hemmung im ungepaarten t-Test.

In der kleineren Gruppe der gepaarten t-Tests erreichte der Unterschied allerdings keine Signifikanz.

In den anderen Testsystemen (PWM, PHA und Protein A) ergaben sich keine signifikanten Unterschiede zwischen schizophrenen Patienten im akuten Stadium und nach klinischer Behandlung (Abb. 27-29, Tab. 15).

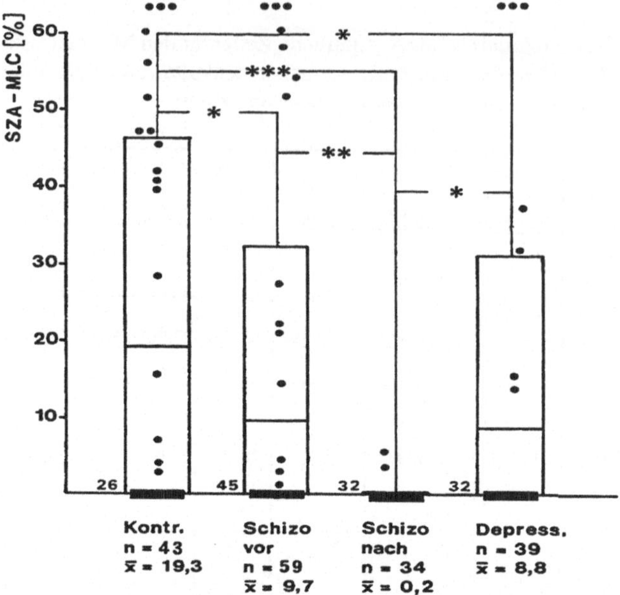

Abb. 26: Hemmung in % in der *Gemischten Lymphozyten-Kultur* (MLC): Vergleich zwischen schizophrenen Patienten vor und nach Behandlung, depressiven Patienten und gesunden Kontrollen (*=p<0,05; **=p<0,01; ***=p<0,001;t-Test).

Tabelle 15: Vergleich der Hemmung durch ConA-stimulierte Zellen in den Mitogensystemen Protein A, PHA, PWM und in der gemischten Lymphozytenkultur bei schizophrenen Patienten vor und unter Behandlung mit Neuroleptika (nach klinischer Besserung).

Assay	Schizo. vor Behand.	Schizo. nach Behand.	gepaarter t-Test (n = 18)	ungepaarter t-Test
Protein A	x = 20,2% ±25,8% n = 54	x = 21,1% ±26,5% n = 35	n.s.	n.s.
PHA	x = 22,6% ±20,2% n = 54	x = 21,4% ±19,7% n = 35	n.s.	n.s.
PWM	x = 16,8% ±21,7% n = 54	x = 15,4% ±15,2% n = 35	n.s.	n.s.
MLC	x = 9,7% ±23,1% n = 59	x = 0,2% ±0,9% n = 35	p ≤ 0,067 n = 21	p = 0,002

Tabelle 16: Hemmung durch CoA-stimulierte Zellen in Mitogensystemen und in MLC.

Zellen	Prob. n = 50	Pat. in Depr. n = 26	Pat. im freien Intervall n = 13	Prob./Pat. in Depr.	Prob./Pat. im freien Intervall	Pat. in Depr./freiem Intervall
PHA (%)	36,8±30,4	21,2±20,7	12,9±17,5	t = 2,61 p = 0,005	t = 3,69 p = 0,0005	n.s.
PWM (%)	39,8±30,9	19,3±23,8	13,4±20,2	t = 2,92 p = 0,002	t = 3,73 p = 0,0005	n.s.
MLC (%)	19,3±27,2	9,5±23,6	7,2±21,9	t = 1,62 p = 0,056	t = 1,68 p = 0,050	n.s.

Gegenüber der Gruppe der affektiven Psychosen unterschieden sich die schizophrenen Patienten vor Behandlung in keinem der durchgeführten Testsysteme hinsichtlich der Hemmung durch ConA-stimulierte Lymphozyten.

Patienten mit affektiver Psychose zeigten im Vergleich zur gesunden Kontrollgruppe eine signifikant niedrigere Hemmung durch ConA-stimulierte Zellen in den Testsystemen PWM und PHA bei beiden statistischen Prüfungsverfahren, sowie in der MLC im t-Test, während sich diese beiden Untersuchungsgruppen im Testsystem Protein A nicht signifikant unterschieden (Abb. 24-26, Tab. 14 und 16).

Auch hinsichtlich der Hemmung durch ConA-stimulierte Zellen wurden akut depressive Patienten mit Patienten im freien Intervall im t-Test verglichen. Es zeigten sich jeweils Unterschiede zu den gesunden Kontrollen, jedoch keine Unterschiede zwischen den behandelten und unbehandelten Patienten, sodaß kein Einfluß des aktuellen affektiven Zustands auf das Ergebnis dieser Assays zu bestehen scheint (vgl. Tab. 16).

Weiterhin wurden im t-Test der Einfluß der Behandlung mit Antidepressiva geprüft; auch hier zeigte sich kein Unterschied zwischen behandelten und unbehandelten Patienten hinsichtlich der obigen Assays.

3.5. Familiäre Belastung mit psychiatrischen Erkrankungen – Zusammenhang mit der Zellzahl

Familiäre Belastung mit psychiatrischen Erkrankungen war bei 24 der schizophrenen Patienten zu eruieren. 27 der schizophrenen Patienten hingegen zeigten keine familiäre Belastung. Bei vier Patienten ließen sich keine ausreichenden Informationen gewinnen.

Unter den Patienten mit affektiven Psychosen fanden sich 24 Patienten mit familiärer Belastung, zehn Patienten waren nicht familiär belastet. Bei drei Patienten ließen sich keine ausreichenden Informationen gewinnen.

Um den Einfluß der familiären Belastung mit psychiatrischen Erkrankungen auf Parameter des Immunsystems zu untersuchen, wurden die Zellzahlen familiär belasteter und nicht belasteter Patienten miteinander verglichen. Es zeigte sich in Hinblick auf die $CD3^+$-, $CD4^+$- und $CD8^+$-Zellen kein signifikanter Unterschied zwischen belasteten und unbelasteten Patienten, sowohl bei Schizophrenen, als auch bei Patienten mit affektiven Psychosen.

Anders hingegen beim Vergleich des $CD4^+/CD8^+$-Verhältnisses. Schizophrene mit familiärer Belastung hatten eine signifikant höhere $CD4^+/CD8^+$-Ratio ($X=2,07 \pm 0,84$; $t=2,01$; $p < 0,025$) als Schizophrene ohne familiäre Belastung ($X=1,67 \pm 0,57$).

Bei Patienten mit affektiven Psychosen war die Erhöhung der Ratio ($X=2,67 \pm 1,44$) bei familiär Belasteten nicht signifikant gegenüber nicht-Belasteten ($X=1,87 \pm 0,78$), das Signifikanzniveau von 0,05 wurde knapp verfehlt ($t=1,57$; $p < 0,1$).

Wurden beide Formen von endogenen Psychosen verglichen, zeigte sich auch in der Varianzanalyse ein signifikantes Ergebnis ($p < 0,05$).

Bei der Untersuchung des $CD4^+/CD8^+$-Verhältnisses fiel der Einfluß der Lithium-Behandlung ins Auge: Patienten im freien Intervall unter Lithium-Therapie ($n=5$) hatten eine signifikant niedrigere $CD4^+/CD8^+$- Verhältnisses ($X=1,68 \pm 0,30$) als Patienten im freien Intervall, die keine Lithium -Prophylaxe hatten ($n=8$; $X=2,90 \pm 1,44$; $t=1,83$; $p < 0,05$).

Möglicherweise trägt Lithium zu einer 'Normalisierung' des $CD4^+/CD8^+$-Verhältnisses bei affektiven Psychosen bei, allerdings verbietet hier die kleine Gruppengröße weitergehende Aussagen.

3.6. Psychopathologie

3.6.1. BPRS

Auf der BPRS fand sich bei der Aufnahmeuntersuchung der Patienten ein Durchschnittswert von 60 ± 11 Punkten für den Gesamtscore; Angst/Depression:12 ± 3; Anergie:11 ± 4; Denkstörungen:16 ± 4; Aktivierung:9 ± 3; Feindseligkeit: 12 ± 4.

Bei der Nachuntersuchung ergab sich für den Gesamtscore ein Wert von 48 ± 12; Angst/Depression:12 ± 4; Anergie: 12 ± 4; Denkstörungen:9 ± 4; Aktivierung:6 ± 3; Feindseligkeit:9 ± 4 (Tab. 17).

Tabelle 17: BPRS-Score bei der Erstuntersuchung (n=55) und der Nachuntersuchung nach klinischer Besserung (n=24)

BPRS-Skala	Erstuntersuchung	Nachuntersuchung
Gesamt	60 ± 11	48 ± 14
Angst/Depression	12 ± 3	12 ± 4
Anergie	11 ± 4	12 ± 4
Denkstörungen	16 ± 4	9 ± 4
Aktivierung	9 ± 3	6 ± 3
Feindseligkeit	12 ± 4	9 ± 4

Bei der Korrelation zwischen der mit der BPRS erfaßten Psychopathologie und den dargestellten Parametern fanden sich hochsignifikante Korrelationen zwischen der Zahl der $CD3^+$-Zellen und der BPRS bei der Nachuntersuchung, nicht hingegen bei der Erstuntersuchung. Im einzelnen korrelierte die Zahl der $CD3^+$Zellen signifikant mit der Subskala 'Ängstlichkeit/Depression' (r=.45, n=20, $p < 0{,}0023$), 'Denkstörung' (r=.69, n=20, $p < 0{,}0006$) (Abb. 27), 'Aktivierung' (r=.54, n=20, $p < 0{,}0006$), 'Feindseligkeit' (r=.58, n=20, $p < 0{,}0003$) und dem BPRS-Gesamtscore (r=.71, n=20, $p < 0{,}0008$; Abb. 28).

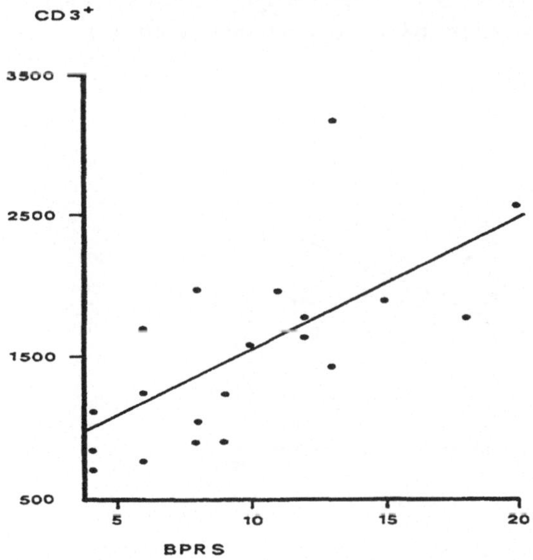

Abb. 27: Korrelation BPRS Subscore Denkstörungen und $CD3^+$-Zellen

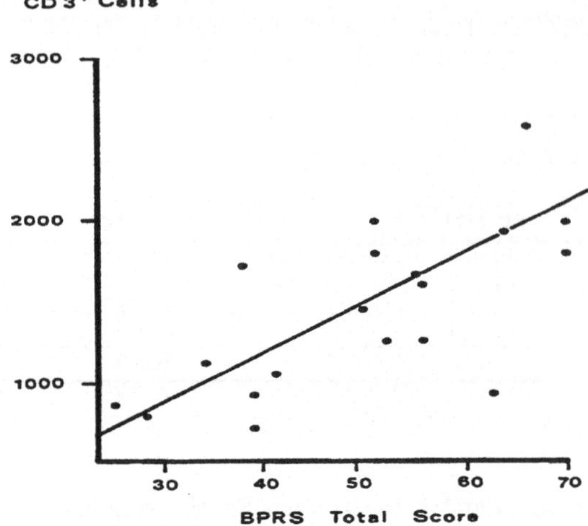

Abb. 28: Korrelation BPRS Gesamtscore und CD3$^+$-Zellen

Signifikante Korrelationen fanden sich ebenfalls bei der Nachuntersuchnug zwischen der Zahl der CD4$^+$-Zellen und den BPRS-Scores 'Ängstlichkeit/ Depression' (r=.39, n=20, p < 0,0043), 'Denkstörung' (r=.73, n=20, p < 0,0002, Abb. 29) 'Aktivierung' (r=.61, n=20, p < 0,0002), 'Feindseligkeit' (r=.60, n=20, p < 0,0002), sowie dem BPRS-Gesamtscore (r=.68, n=20, p < 0,0008; Abb. 30).

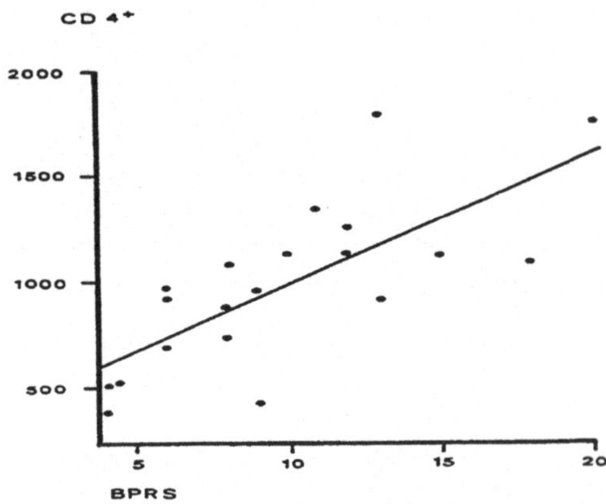

Abb. 29: Korrelation BPRS Subscore Denkstörungen und CD4$^+$-Zellen

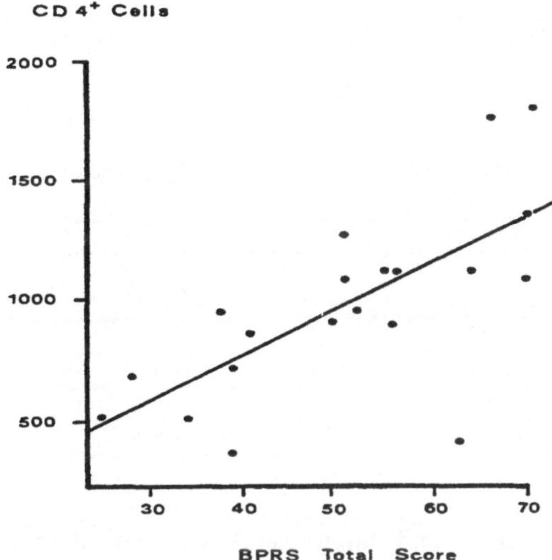

Abb. 30: Korrelation BPRS Gesamtscore und $CD4^+$-Zellen

3.6.2. Andreasen-Skala zur Erfassung der Negativ-Symptomatik

Im Gegensatz zu der BPRS-Skala, bei der sich zwischen Erstuntersuchung und Nachuntersuchung eine deutliche Reduktion der Werte zeigte, kam es bei der Skala zur Erfassung der Negativ-Symptomatik nicht zu einer Verminderung der Werte im Verlauf der Behandlung, sondern auf den meisten Subskalen eher zu einem leichten Anstieg der Werte (Affektverflachung/Affektstarrheit, Abulie/Apathie, Anhedonie/Assozialität). Nur bei der Subskala Alogie/Paralogie fiel der Wert leicht ab. Der Gesamtwert stieg entsprechend der Summe der Subskalen leicht an (vgl. Tab. 18).

Die Berechnung der Korrelation der SANS-Werte mit den immunfunktionellen Variablen zeigte ein den Ergebnissen des BPRS paralleles Bild. Bei der Erstuntersuchung fand sich keine signifikante Korrelation zwischen der SANS-Skala und den immunfunktionellen Variablen, während bei der Nachuntersuchung signifikante Korrelationen der verschiedenen SANS-Skalen mit der Zahl der $CD3^+$- und $CD4^+$-Zellen errechnet wurden. Die $CD3^+$-Zellen korrelierten signifikant mit der Subskala 'Abulie/Apathie' ($r=.43$, $n=18$, $p < 0,03$), die $CD4^+$-Zellzahl korrelierte ebenfalls mit der Subskala 'Abulie/Apathie' ($r=.43$, $n=18$, $p < 0,03$), zusätzlich mit der Skala 'Anhedonie/Assozialität' ($r=.39$, $n=18$, $p < 0,05$) und der 'Aufmerksamkeits'-Skala ($r=.39$, $n=18$, $p < 0,05$).

Die Skalen 'Abulie/Apathie', sowie 'Anhedonie/Assozialität' zeigten einen Anstieg im Verlauf, was dadurch erklärbar ist, daß bei der Voruntersuchung die

Tabelle 18: SANS-Werte bei der Erstuntersuchung (n=43) und bei der Nachuntersuchung nach klinischer Besserung (n=24)

SANS-Werte	Erstuntersuchung	Nachuntersuchung
Gesamt	63 ± 35	69 ± 39
Affektverflachung/ Affektstarrheit	15 ± 11	20 ± 13
Alogie/Paralogie	16 ± 8	13 ± 9
Abulie/Apathie	10 ± 8	12 ± 8
Anhedonie/Assozialität	13 ± 8	16 ± 8
Aufmerksamkeit	8 ± 4	8 ± 4

'Positiv-Symptomatik', wie Halluzinationen und paranoide Gedankeninhalte im Vordergrund der Symptomatik standen, mit deren Besserung erst die mehr dem chronischen Verlauf zuzuordnenden Negativ-Symptome wie Affektverflachung und Antriebsstörung sichtbar wurden bzw. in den Vordergrund traten, die vorher durch Positivsymptome maskiert waren.

3.7. Analysen des Liquor cerebrospinalis

Einen Überblick über die Liquor-Werte der 33 untersuchten schizophrenen Patienten zeigt Tabelle 19 im Vergleich zu den Normwerten.

Der Überblick zeigt, daß die Liquor-Werte insgesamt nicht aus dem Normbereich fielen (vgl. Reiber, 1987). Bei Analyse der Einzelwerte der Patienten fand sich, daß vier (12%) (22-37 Jahre) der schizophrenen Patienten einen Gesamtei-

Tabelle 19: Überblick über Liquorbefunde bei 33 schizophrenen Patienten im Vergleich zu den Normwerten.

	Gesamt-eiweiß	Liquor Albumin	Liquor IgG	Liquor/Serum Albumin Quotient	Liquor/Serum IgG Quotient
Schizophrenie	37,7 ± 10,2 mg %	21,5 ± 10,2 mg %	2,8 ± 1,9 mg %	5,4 ± 2,1	2,9 ± 1,1
Normalwerte	10 - 45 mg%	< 34 mg%	< 4 mg%	< 7,2	< 4,2

weißgehalt des Liquors zwischen 45 mg% und 50 mg% aufwiesen, und daß acht Patienten (24%) einen Gesamteiweißgehalt von mehr als 50 mg% zeigten. Bei fünf Patienten (15%) fand sich sogar ein Gesamteiweißgehalt von mehr als 55 mg%. Insgesamt hatten also 36% der Patienten einen erhöhten oder grenzwertig erhöhten Gesamteiweißgehalt.

Je fünf Patienten (15%) hatten ein erhöhtes Liquoralbumin (>34 mg%) bzw. ein erhöhtes Liquor-IgG (>4 mg%).

Bei neun Patienten (27%) fand sich eine Erhöhung des Liquor/Serum Quotienten für Albumin und bei fünf Patienten (15%) eine Erhöhung des Liquor/Serum Quotienten für IgG, wobei eine Albumin-Quotienten-Erhöhung auf eine Blut-Liquor-Schrankenstörung und eine IgG-Quotienten-Erhöhung auf eine intrathekale IgG-Synthese hinweist.

Bei der Korrelation mit den in der Voruntersuchung erhobenen immunfunktionellen und psychopathologischen Variablen fielen insbesondere die negativen der Ergebnisse der Stimulation mit Rubella-Antigen und Masern-Antigen mit verschiedenen Liquorvariablen auf. Weiterhin konnte eine negative Korrelation der Tuberkulin-Antigen-Stimulierbarkeit mit dem Gesamteiweiß und positive Korrelationen der SANS-Subskalen 'Affektverflachung/Affektstarrheit' und 'Alogie/Paralogie' sowie des SANS-Gesamtwertes mit Liquoralbumin und Liquor-IgG beobachtet werden.

Im übrigen fanden sich einzelne weitere signifikante Korrelationen, die bei der Größe der Korrelationsmatrix jedoch als Zufallskorrelationen angesehen werden müssen. Aus diesen Gründen wird auf die Darstellung der gesamten Korrelationsmatrix verzichtet.

Die signifikanten Korrelationen der Lymphozytenresponse auf Rubella und Masern mit den SANS-Werten sind jedoch für mehrere, sich gleichsinnig verhaltende und ähnliche Funktionen repräsentierende Variablen nachweisbar, sodaß hier keine zufälligen Korrelationen unterstellt werden können.

Die Korrelationen sind in Tabelle 20 und Tabelle 21 aufgeführt, ein Beispiel einer Korrelation ist in der Abbildung 33 graphisch dargestellt.

Die signifikanten negativen Korrelationen der Lymphozytenreaktivität auf Masern, Rubella und Tuberkulin mit verschiedenen Liquor-Proteinen beinhalten: je niedriger die Stimulierbarkeit der Lymphozyten im peripheren Blut, desto höher der Liquorproteingehalt bzw. vice versa.

Da bei den schizophrenen Patienten die Lymphozyten-Antwort auf Tuberkulin signifikant und auch auf Masern- und Rubella-Antigen leicht erniedrigt war, andererseits ein erhöhter Liquorproteingehalt auf ein pathologisches Geschehen hinweist, könnte dieser Befund auf einen inhaltlichen Zusammenhang zwischen den Befunden der zellulären Immunität mit den Liquorvariablen hinweisen, dessen Bedeutung heute noch nicht bekannt ist.

Tabelle 20: Korrelationen der Lymphozyten-Antwort auf Masern-Antigen, Rubella-Antigen und Tuberkulin-Antigen mit Liquor-Variablen

Antigen	Gesamt-eiweiß	Liquor Albumin	Liquor IgG	Quotient Liquor/Serum Albumin	Quotient Liquor/Serum IgG
Masern (c p m)	r = -.24 n = 30 p = 0,09	r = -.39 n = 30 p = 0,02	r = -.47 n = 30 p = 0,004	r = -.36 n = 30 p = 0,03	r = -.39 n = 30 p = 0,01
Rubella (c p m)	r = -.36 n = 30 p = 0,02	r = -.32 n = 30 p = 0,04	r = -.21 n = 30 n.s.	r = -.33 n = 30 p = 0,03	r = -.38 n = 30 p = 0,02
Tuberkulin (c p m)	r = -.43 n = 30 p = 0,008	n.s.	n.s.	n.s.	n.s.

Tabelle 21: Korrelation der SANS-Subskalen Affektverflachung/Affektstarrheit, Alogie/Paralogie und des SANS-Gesamtwertes mit Liquor-Variablen

SANS-Skala	Gesamt-eiweiß	Liquor Albumin	Liquor IgG	Quotient Liquor/Serum Albumin	Quotient Liquor/Serum IgG
Affektver-flachung / -starrheit	n.s.	r = .39 n = 27 p = 0,02	r = .45 n = 27 p = 0,009	n.s.	n.s.
Alogie / Paralogie	n.s.	r = .44 n = 27 p = 0,01	r = .41 n = 27 p = 0,02	n.s.	n.s.
Gesamtwert	n.s.	r = .43 n = 27 p = 0,01	r = .44 n = 27 p = 0,01	n.s.	n.s.

Die positiven Korrelationen zwischen Albumin- und IgG-Gehalt des Liquors und den SANS-Skalen beinhaltet den Zusammenhang zwischen der Negativ-Symptomatik, die vor allem bei Patienten mit chronischen Verläufen beobachtet wird mit dem Liquorproteingehalt: je ausgeprägter die Negativ-Symptomatik, desto höher der Gehalt des Liquors an Albumin und IgG.

3.8. Einfluß des Alters

Der etwaige Einfluß des Alters auf immunfunktionelle Variablen wurde mit der Varianzanalyse untersucht, wobei von vorneherein das Alterspektrum der Patienten, die an der Untersuchung teilnahmen, auf 18-54 Jahre eingeschränkt war. Für die Varianzanalyse wurden die Patienten in Altersgruppen eingeteilt:

Gruppe 1: bis 20 Jahre
Gruppe 2: 21-30 Jahre
Gruppe 3: 31-40 Jahre
Gruppe 4: 41-50 Jahre
Gruppe 5: über 50 Jahre

Bei der Varianzanalyse zeigte sich kein signifikanter Gruppenunterschied zwischen den Altersgruppen hinsichtlich der gemessenen immunfunktionellen Variablen.

3.9. Erkrankungsdauer

Der Einfluß der Krankheitsdauer auf die gemessenen immunfunktionellen Werte wurde mit Hilfe der Regressionsanalyse bestimmt. Dabei zeigte sich ein signifikanter Einfluß der Krankheitsdauer auf die Zahl der $CD3^+$-Zellen ($r=.32$, $p < 0,02$) und der $CD8^+$-Zellen ($r=.34$, $p< 0,02$).

Die $CD4^+$-Zellen ($r=.28$, $p < 0,06$) zeigten einen knapp über der Signifikanzgrenze liegenden p-Wert, während sich die Krankheitsdauer auf andere immunfunktionelle Werte nicht auswirkte.

4 Diskussion

4.1. Antigene Strukturen im ZNS

Die Ergebnisse der vorgelegten Untersuchung entsprechen weitgehend den in der Literatur diskutierten Befunden. Gemeinsame antigene Determinanten von lymphatischem und zentral-neuronalem Gewebe werden bereits beschrieben (Fontana et al., 1984; Sun und Wekerle, 1986; Wiedermann, 1987). Die Funktion dieser Strukturen ist allerdings bisher weitgehend ungeklärt.

Auch für die in der vorliegenden Studie untersuchten CD3 (Garson et al., 1982), und CD4- (Pert et al., 1986; Maddon et al., 1986; Funke et al., 1987) Moleküle, sowie für CD6 (Mayer et al., 1990) wurden bereits antigene Strukturen im ZNS gefunden. Bindungen von Tγ/δ-Rezeptor-AK an humanes ZNS-Gewebe hingegen wurden bisher nicht beschrieben, wobei die Befunde der Northernblot Analyse von *Mayer* et al. (1990) für das Vorhandensein von Tγ/δ-Antigenen in humanem ZNS-Gewebe sprechen. So gesehen, konnte dieser Befund nun mit mehreren Iso-Antikörpern auf mehreren verschiedenen ZNS-Proben ent-stammenden ZNS-Regionen bestätigt werden.

Da der TCR zusammen mit dem CD3-Molekül exprimiert wird (Van Dongen, 1991), wäre auch bei einem positiven Befund für CD3 im ZNS ein entsprechend positiver Befund für den TCR zu erwarten.

Obwohl dieser Befund immunhistochemisch unter Mitführung von positiven und negativen Kontrollpräparaten bei jeder Färbung erhoben wurde und sich auch auf lymphatischem Gewebe die zu erwartenden Befunde zeigten, erschien aus methodischen Gründen eine Bestätigung durch ein anderes Verfahren sinnvoll.

Zur Wahl der PCR als weitere Methode trug auch bei, daß von anderen Autoren das Fehlen einer Expression des γ/δ-TCR in ZNS-Gewebe von Kontrollen bei Untersuchung mit der PCR-Methode beschrieben wurde (Hvas et al., 1992), allerdings aber eine Präsenz von γ/δ^{+}-Lymphozyten in MS-Plaques, worauf die Untersuchung von γ/δ-TCR in ZNS-Gewebe bisher vor allem fokussiert war.

Da wegen der Kürze der Darstellung des negativen PCR-Befundes für den γ/δ-TCR (Hvas et al., 1992) keine genaueren Angaben über Methodik der

Untersuchung gemacht wurden, kann dieser abweichende Befund nicht näher diskutiert werden.

Ein negativer PCR-Befund bei Kontrollen oder Schizophrenen hätte allerdings die Validität der immunhistochemischen Befunde in Frage gestellt. Jedoch wurde inzwischen auch von anderen Autoren mittels PCR der γ/δ-TCR in ZNS-Gewebe von Kontrollen untersucht und beschrieben (Selmaj et al., 1991; Wucherpfennig et al., 1992), ohne daß allerdings in Verbindung mit immunhistochemischen Befunden bei den Kontrollen genauere Aussagen darüber gemacht wurden, ob sich der γ/δ-TCR auf Gewebe des ZNS oder auf eingewanderten γ/δ^+-Lymphozyten fand.

Auf eine Ausweitung der PCR-Untersuchungen auf weitere ZNS-Proben wurde verzichtet, da lediglich ein negativer Befund weitere Untersuchungen erfordert hätte. Ein positiver Befund kann jedoch zur Erhellung weiterer Fragestellungen wenig beitragen.

Da die PCR eine sehr sensitive Methode ist, die auch geringe Mengen des genetischen Code nachweisen kann, kann allerdings nicht ausgeschlossen werden, daß das positive Signal für die δ–Kette des TCR in den untersuchten ZNS-Proben aus γ/δ^+-Lymphozyten, die entweder in das Gewebe eingewandert sind, oder aus der Blutbahn in das Homogenat gelangten, stammt. Allerdings liegt der Anteil von γ/δ^+-Lymphozyten bei Gesunden lediglich (bei Schizophrenen liegen keine Untersuchungen vor) zwischen 1% und 8% der T-Lymphozyten (van Dongen, 1991).

Zur Beantwortung der Frage der Lokalisation des γ/δ-TCR im ZNS-Gewebe, konnte allerdings die immunhistochemische Methode herangezogen werden, weshalb auch das kombinierte Verfahren gewählt wurde.

Wie beispielhaft in den Abbildungen der Schnitte (Teil 3) gezeigt wurde, fand sich der γ/δ-TCR vor allem auf ZNS-eigenen Zellen, die die typische Form von Neuronen aufwiesen, jedoch auch auf Mikroglia-Zellen.

Hier ist allerdings zu erwähnen, daß bei den tiefgefrorenen Schnitten eine morphologische Beurteilung insgesamt schwieriger ist, als bei fixierten (z.B. mit Paraffin) Schnitten. Eigene Voruntersuchungen zeigten jedoch, daß die mit den entsprechenden Antikörpern untersuchten Strukturen bei fixiertem Gewebe keinerlei Anfärbung zeigten, was auch aufgrund der Literaturberichte zu erwarten war. Entweder waren die AK nicht 'paraffingängig' oder die Zielstrukturen wurden durch den Fixierungsvorgang, der auch erhebliche Hitzeeinwirkung mit sich bringt, zerstört.

Da die Glia des ZNS ihren Ursprung zum Teil im Knochenmark (Matsumoto et al., 1985; Lent et al., 1985) hat und Astrozyten, eine wichtige Komponente der ZNS-Glia, aktiv Antigene spezifischen T-Lymphozyten (Fontana et al., 1984; Doherty, 1986) präsentieren, wäre eine Expression des γ/δ-TCR vor allem auf Glia zu erwarten gewesen. Der Befund, daß der γ/δ-TCR möglicherweise auch auf Neuronen exprimiert wird, war hingegen überraschend. Aus der Sicht des Autors müßen hier noch weitere Untersuchungen, z.B. mit der Methode der in-situ-

Hybridisierung vorgenommen werden. Allerdings zeigen die Befunde von *Maddon* et al. (1986), die $CD4^{+}$-antigene Moleküle auf Neuronen beschrieben, sowie die beschriebene Expression antigener Strukturen auf Purkinje-Neuronen hier deutliche Parallelen.

Bisher ist die Funktion der lymphatischen Antigene auf ZNS-Gewebe noch weitgehend ungeklärt.

Die Funktion des γ/δ-TCR hängt eng mit dem CD3-Komplex zusammen. Dieser wird auf Gehirnschnitten ebenfalls exprimiert, jedoch dem Anschein nach seltener als der γ/δ-TCR, was darauf hinweist, daß der γ/δ-TCR möglicherweise auch unabhängig vom CD3-Komplex exprimiert wird. Ein vergleichbarer Befund wird auch für die Langerhans'schen Zellen der Haut diskutiert (Bos et al., 1990).

Ob die γ/δ-TCR-Expression im ZNS-Gewebe mit einer speziellen Funktion verbunden ist oder ob es sich um eine rudimentäre Struktur ohne Funktion handelt, bedarf weiterer Untersuchungen und ist bisher auch für andere Gewebsarten, etwa die Epidermis (Bos et al., 1990), ungeklärt.

Wie in der Einleitung beschrieben, wird ein Zusammenhang der Expression des γ/δ-TCR mit Autoimmunerkrankungen oder Viruserkrankungen postuliert.

Da diese Untersuchungen vor allem zur Evaluation der Autoimmunhypothese der Schizophrenie durchgeführt wurden, wurde der Vergleich zwischen Kontroll-Gewebe und schizophrenem ZNS-Gewebe vorgenommen.

Bisher konnte ZNS-Gewebe von vier Kontrollen (Todesursachen: Unfall, Herzinfarkt, Tötung durch Fremdeinwirkung) und drei schizophrenen Suizidenten untersucht werden.

Da das Gewebe möglichst nicht älter als 15 h sein sollte (Gewebsproben > 20 h waren auch bei eigenen Voruntersuchungen nicht mehr auswertbar), stehen entsprechende Gewebsproben nur selten zur Verfügung, was eine Einschränkung der Untersuchungsmöglichkeiten mit sich bringt.

Dennoch ist aus der Sicht des Autors ein Vergleich von Kontrollen mit Schizophrenen möglich, insbesondere, da stets eine Vielfalt von Schnitten aus verschiedenen Regionen untersucht wurde und die Ergebnisse relativ einheitlich waren.

Da eine quantitative Auszählung der Zellen (gefärbte vs. nicht-gefärbte Zellen) erhebliche methodische Probleme aufwirft und mit Recht vielfach kritisiert wird, wurde ein semiquantitatives Verfahren (vgl. Esiri et al., 1989) gewählt.

Quantitative Unterschiede zwischen Kontrollen und Schizophrenen sind mit diesem Verfahren naturgemäß sehr schwer nachzuweisen, falls kein 'Alles oder Nichts' Unterschied besteht.

Es zeigte sich bei den Schizophrenen insgesamt (die Auswertung wurde von zwei verschiedenen Untersuchern jeweils 'blind' vorgenommen) eine etwas stärkere Anfärbung bei der Verwendung der kommerziellen AK (Vd1- und Vg2 -AK) gegen den γ/δ-TCR, wobei Alter, Liegezeit und Geschlecht keine den Befund beeinflußende Rolle zu spielen scheinen.

Dieser Befund bedarf allerdings noch weiterer Bestätigung und kann derzeit nur äußerst spekulativ eingeordnet werden: falls dem γ/δ-TCR im ZNS eine Funktion zukommt und falls dieser mit Autoimmun- oder Viruserkrankungen zusammenhängt, würde der Befund einer verstärkten Expression des γ/δ-TCR bei Schizophrenien für die Autoimmunhypothese der Schizophrenie sprechen.

Bei allen methodischen Vorbehalten – die gerade auch bei post-mortem Untersuchungen angebracht sind – ist allerdings darauf hinzuweisen, daß im Gegensatz zu immunologischen Befunden im Blut der Einwand, es handele sich nur um Epiphänomene hier weit weniger stark wiegt.

Dieser Untersuchungsansatz erscheint dem Autor weiter verfolgenswert und auch für die weitere Hypothesenbildung zur Pathogenese psychiatrischer Erkrankungen interessant.

Da der TCR eine wichtige Rolle für die antigene Erkennungsstruktur zumindest bei den $T\gamma/\delta^{+}$-Lymphozyten repräsentiert, scheint die Präsenz des γ/δ- TCR im ZNS auf eine enge Assoziation vom zentralem Nervensystem und Immunsystem hinzuweisen. Die lymphatischen $T\gamma/\delta^{+}$-Zellen scheinen auch – im Gegensatz zu $T\alpha/\beta^{+}$-Zellen – einen vom Thymus unabhängigen Differenzierungsweg zu gehen (wobei bisher stets eine Thymus-Abhängigkeit der T-Zellen unterstellt war) (Van Dongen et al., 1991). Ob ein spezieller Zusammenhang der $T\gamma/\delta^{+}$-Zellen mit dem Nervensystem oder anderen Organsystemen besteht, muß derzeit offen bleiben.

Das bei Mäusen exprimierte Thy 1 Antigen, das als gemeinsames Antigen auf Nervenzellen und Thymus-abhängigen T-Zellen bereits früh beschrieben wurde (Reif und Allen, 1964), scheint Funktionen sowohl bei der T-Zell-Proliferation, als auch beim Wachstum von Nervenzellen zu haben (Gunter et al., 1984; Leifer et al., 1984).

4.2. Immunfunktionelle Aspekte

Der Schwerpunkt der Studie war die Frage, ob bei endogenen Psychosen eine immunfunktionelle Störung nachzuweisen ist und welchen Einfluß eine psychopharmakologische Therapie und die damit verbundene Besserung des Zustandsbildes auf eine eventuell bestehende immunologische Dysfunktion hat.

4.2.1 Mitogen- und Antigenstimulation

Bei den durchgeführten multivariaten Tests der zellvermittelten Immunität ergaben sich Unterschiede zwischen den schizophrenen Patienten und der gesunden Kontrollgruppe, aber auch zwischen den unbehandelten schizophrenen Patienten und den schizophrenen Patienten unter neuroleptischer Medikation.

Der gefundene Anstieg der Lymphozytenreaktivität nach Stimulation mit den Mitogenen PWM und PHA und dem Antigencocktail weist vor allem auf eine erhöhte Stimulierbarkeit der T-Helfer-Lymphozyten, sowie auf eine funktionelle

Störung der T-Suppressor-Lymphozyten schizophrener Patienten hin. Diese Ergebnisse stimmen mit anderen Befunden überein (Goldstein et al., 1980), die ebenfalls bei schizophrenen Patienten eine erhöhte Lymphozyten-Response auf Stimulation mit PHA, jedoch auch mit ConA, fanden. Andere Gruppen (Vartanian et al., 1978; Kolyaskina et al., 1983; Ganguli et al., 1987) berichten dagegen von einer erniedrigten Lymphozytenreagibilität auf PHA und PWM bei schizophrenen Patienten, wobei in einer Arbeit jedoch auch von einem hemmenden Effekt einzelner Seren schizophrener Patienten auf die Lymphozytenproliferation nach PHA-Stimulation sowohl bei schizophrenen Patienten, als auch bei gesunden Kontrollen berichtet wird (Kolyaskina et al., 1983). Als Ursache dafür werden Anti-Thymus-Antikörper im Serum mancher schizophrener Patienten diskutiert. Selbst durchgeführte Untersuchungen in Anwesenheit von Sera Schizophrener hingegen zeigten keinen Serum-Effekt.

Eine leicht, nicht signifikant erniedrigte Lymphozytenstimulierbarkeit bei schizophrenen Patienten im Vergleich zu gesunden Kontrollen zeigte sich in unserer Untersuchung nach Stimulation mit den Antigenen Varidase, Tuberkulin, Masern, Röteln, Vaccina, Tetanus- und Diphtherietoxoid, welche alle hauptsächlich aktivierend auf T-Lymphozyten wirken (Broff et al., 1981; DeVries et al., 1977; Greenberg et al., 1975; Kato et al., 1982; McMichael et al., 1977; Oie und Ichihashi, 1981; Ruckdeschel et al., 1975; Sakane und Green, 1978). Signifikanz erreichte jedoch nur die Erniedrigung der Lymphozytenstimulierbarkeit schizophrener Patienten vor Therapie im Tuberkulin-Assay.

Unter Neuroleptikabehandlung konnte jedoch ein weiterer Abfall der Lymphozytenproliferation auf oben genannte Antigene beobachtet werden, wobei jetzt schizophrene Patienten unter Neuroleptika gegenüber der gesunden Kontrollgruppe eine signifikant erniedrigte Lymphozyten-Response nach Stimulation mit den Antigenen Varidase, Diphtherietoxoid, Vaccina, Tuberkulin und Rubella zeigten. Gegenüber der Patientengruppe im Akutstadium bestanden jedoch keine signifikanten Unterschiede, wenngleich in allen Antigentestsystemen, ausgenommen dem Antigen-Cocktail, die Mittelwerte der Stimulations-Ergebnisse bei Patienten unter neuroleptischer Medikation niedriger lagen.

In den Mitogen-Testsystemen PWM und PHA, sowie bei der Stimulation mit Antigen-Cocktail zeigte sich bei Patienten unter Neuroleptika gegenüber den Patienten im Akutstadium eine erhöhte Stimulierbarkeit, wobei hier die Unterschiede im PWM-Testsystem signifikant waren. Bei Stimulation durch den Antigen-Cocktail, welcher beides, T- und B-Lymphozyten stimuliert, fand sich bei Patienten vor Behandlung gegenüber der gesunden Kontrollgruppe eine um den Faktor 2 signifikant erhöhte Lymphozyten-Response, unter Medikation erhöhte sich die Lymphozyten-Reagibilität sogar um das 3-fache. Diese erhöhte Stimulierbarkeit der Lymphozyten durch den Antigen-Cocktail scheint vor allem über B-Lymphozyten-Aktivierung bei gleichzeitiger ungenügender Kontrolle durch eine funktionell gestörte Hemmung zu erfolgen. Auf eine funktionell gestörte Hemmung bei schizophrenen Patienten deutet die verminderte Lymphozyten-Response auf Mitogene in den ConA-Assays und in der MLC (siehe dort) hin.

Depressive Patienten zeigten im Vergleich zu gesunden Kontrollen, ähnlich wie schizophrene Patienten, eine erhöhte Lymphozyten-Response auf die Mitogene PWM und PHA und auf den Antigen-Cocktail. Gegenüber allen anderen Antigen-Testsystemen wurde eine verminderte Lymphozyten-Reagibilität gefunden. Die Unterschiede in den Testsystemen PWM, PHA, Varidase, Diphtherie, Rubella und Antigen-Cocktail waren jeweils signifikant. Konträr zu unseren Ergebnissen berichten andere Gruppen (Kronfol et al., 1983; Krueger et al., 1984; Schleifer et al., 1984) hingegen bei depressiven Patienten von einer erniedrigten Lymphozyten-Response auf PHA, PWM und ConA.

Auf den Einfluß möglicher Differenzen in der Patientenauswahl wie Alter, diagnostische Subgruppen und Stichprobengröße wird unten näher eingegangen. Zum Teil wurden nur kleine Gruppen von nicht mehr als sechs depressiven Patienten untersucht (Krueger et al., 1984).

Bei der großen biologischen Variabilität des LTT's sind die Ergebnisse solcher Studien nicht ausreichend für den Beleg einer verminderten Lymphozytenresponse auf Mitogenstimulation bei depressiven Patienten.

Allerding beschrieben andere Autoren (Altshuler et al., 1989) ähnlich wie in der vorliegenden Arbeit bei der Untergruppe 'affektive Psychosen' eine erhöhte Lymphozyten-Reagibilität auf PHA.

Zwischen schizophrenen und depressiven Patienten fanden sich bei der Stimulation der Lymphozyten durch Mitogene und Antigene keine signifikanten Unterschiede, wenngleich die Lymphozytenstimulierbarkeit durch Mitogene bei den affektiven Psychosen durchweg höher lag als bei den schizophrenen Patienten. Publikationen über Ergebnisse von Antigen-Stimulationen bei psychiatrischen Patienten liegen bisher nicht vor.

Die teils unterschiedlichen Ergebnisse der vorliegenden Arbeit und den aufgeführten bisherigen Studien über immunfunktionelle Befunde bei schizophrenen und depressiven Patienten könnten aus methodischen Unterschieden der Assays wie Mitogenkonzentration, Inkubationszeit etc, aber auch aus unterschiedlicher Patientenauswahl resultieren. Hinsichtlich letzterer wären unterschiedliche diagnostische Kriterien, aber auch in Faktoren wie Alter, Schwere der Erkrankung als Beispiel zu nennen.

Unterschiede in den Labormethoden zwischen den einzelnen Studien scheinen zum Teil eine wichtige Rolle zu spielen. So erfolgte die Lymphozytenstimulation in den aufgeführten Studien gegen unterschiedliche Endkonzentrationen der Mitogene. Nach *Kolyaskina* et al. (1983) ist die PHA-Stimulation der Lymphozyten konzentrationsabhängig und das Stimulationsmaximum bei schizophrenen Patienten ist im Vergleich zu gesunden Probanden erst mit einer deutlich höheren PHA-Konzentration zu erreichen (25 µg/ml PHA bei gesunden Kontrollen, 100-200 µg/ml bei schizophrenen Patienten). Zum Teil wurden die verwendeten Endkonzentrationen in den einzelnen Mitogen-Stimulations-ansätzen nicht angegeben (Goldstein et al., 1980; Ganguli et al., 1987).

Bei depressiven Patienten wurde teils mit 2,5 µg PHA/ml (Kronfol et al., 1983), teils jedoch mit bis zu 180 µg PHA/ml (Altshuler et al., 1989) stimuliert.

In unserem Ansatz wurde mit 1,3 µg/ml PHA stimuliert; diese Dosis wurde nach Dosis-Findungs-Untersuchungen gewählt und aus Gründen der Vergleichbarkeit beibehalten.

Auch die Inkubationszeiten der Mitogen-Stimulation variierten zwischen den aufgeführten Studien bis hin zu einer Dauer von 96 Stunden (Goldstein et al., 1980; Kronfol et al., 1983), wobei das Inkubationsoptimum im Lymphozytentransformationstest bei 72 Stunden (Schwenke et al., 1978) zu liegen scheint.

Untersuchungen in der eigenen Arbeitsgruppe ergaben ein Optimum von 48 Stunden Inkubationszeit (Eckstein et al., 1978).

Hinsichtlich der diagnostischen Kriterien wurden in den einzelnen Studien die Patienten entweder nach 'DSM III' (Kolyaskina, 1983; Goldstein et al., 1980; Altshuler et al., 1989; Krüger et al., 1984; Schleifer et al., 1984), den 'Research Diagnostic Criteria' (Ganguli et al., 1987; Kronfol et al., 1983, 1984) oder, wie in der vorliegenden Arbeit, nach 'ICD-9' und RDC diagnostiziert, wobei von uns die Untergruppe der endogenen Depression, die in etwa dem 'melancholischen Subtyp' der 'Major depressive disorder' (nach DSM III) entspricht, untersucht wurde.

Als weitere Ursache für die unterschiedliche Lymphozytenstimulierbarkeit in den genannten Studien könnte die beschriebene Altersabhängigkeit in Betracht gezogen werden (Schleifer et al., 1989; Keller et al., 1990). Depressive Patienten über 45 Jahre scheinen gegenüber gesunden Probanden eine signifikant niedrigere Lymphozyten-Reagibilität aufzuweisen. In der vorliegenden Arbeit konnten jedoch sowohl bei depressiven als auch bei schizophrenen Patienten keine altersspezifischen Unterschiede bezüglich der getesteten immunfunktionellen Parameter festgestellt werden, wobei das Durchschnittsalter der Patienten unter dem 'cut off' point von 45 Jahren lag.

Im Vergleich mit anderen Untersuchungen zur Stimulation von Lymphozyten auf mitogene Reize zeigen sich nur Parallelen zu der Studie von *Altshuler* et al. (1989), die eine erhöhte Lymphozytenresponse auf Stimulation mit PHA bei Patienten mit 'Major Depression' beobachteten. Bei Berechnung mit der Varianzanalyse fanden sich in der vorliegenden Studie keine Unterschiede in den Mitogen-Assays, was anderen Befunden entspricht (Albrecht et al., 1984; Darko et al., 1989), wobei sich allerdings in einer Studie (Darko et al., 1989) im PHA-Assay ein signifikanter dosisabhängiger Gruppenunterschied zeigte, der insbesondere bei der unserer PHA-Konzentration entsprechenden Dosis von 1,3 µg deutlich war (Depressive stimulierten höher).

Aus der Sicht des Autor scheint jedoch die diagnostische Zuordnung der depressiven Erkrankung zu verschiedenen Formen der Depression, in dem Fall zu den affektiven Psychosen, hier die entscheidende Rolle zu spielen.

Während *Cosyns* et al. (1989) Unterschiede zwischen Patienten mit 'Minor Depression' und 'Major Depression' fanden, war die Mitogen-Stimulation der vorliegenden Untersuchung auch unter Einbeziehung der Patienten im freien Intervall, die also unter psychopathologischen Gesichtspunkten gesund waren, erhöht.

In einer weiteren Untersuchung (Syvälathi et al., 1985) waren acht von 18 Patienten als endogen-depressiv diagnostiziert, es bestand allerdings ein Durchschnittsalter von 49 Jahren. Hier zeigte die Gesamtgruppe (Konzentration wurde nicht angegeben) eine verringerte Response auf PHA-Stimulation. Allerdings ist auf der Basis der dargestellten Daten nicht zu entscheiden, ob Alter oder diagnostische Kriterien den unterschiedlichen Befund erklären können.

In einer kritischen Reevaluation der eigenen Befunde relativieren *Darko* et al. (1991) ihre Ergebnisse einer verminderten Lymphozytenresponse auf Mitogene bei depressiven Patienten. Sie fanden, daß die Patienten, die eine verminderte Lymphozytenresponse auf Mitogene aufwiesen, auch psychopathologisch weniger auffällig waren, das heißt weniger depressiv, psychomotorisch weniger agitiert etc.. Die Autoren weisen darauf hin, daß der psychopathologische Aspekt zu wenig berücksichtigt wurde und fordern ein Studiendesign mit Längsschnittuntersuchungen.

Diese Untersuchungsergebnisse stehen allerdings im Gegensatz zu anderen Befunden (Maes et al., 1989), die bei Patienten mit psychotischer Symptomatik und 'Major Depression' die niedrigsten Stimulationswerte der Lymphozyten auf PHA, ConA und PWM im Vergleich mit Patienten mit 'Major Depression' ohne psychotische Symptome und mit Patienten mit 'Minor Depression' sahen. In dieser Untersuchung errechnete sich auch eine negative Korrelation zwischen Stimulation der Lymphozyten und der schwere der Depression auf der Hamilton-Skala: je schwerer die depressive Erkrankung, desto niedriger die Stimulationswerte. Allerdings erklärte sich ein Teil der Varianz auch durch das Alter. Die Patientengruppe mit den höchsten HamD-Werten war auch bei weitem die älteste Gruppe (X=47 Jahre).

In einer neueren Untersuchung fanden dieselben Autoren (Maes et al., 1991) – auch hier zeigen sich deutliche Parallelen zu schizophrenen Patienten – eine erhöhte Inzidenz von antinukleären Antikörpern bei Patienten mit 'Major Depression' (nach DSM III-R) und eine signifikante Erhöhung von löslichen IL-2-Rezeptoren, also eine Aktivierung des Immunsystems.

Letzterer Befund konnte auch in einer anderen Untersuchung bestätigt werden, die (Torrey et al., 1991) in einer vorläufigen Mitteilung von einer Erhöhung löslicher IL-2-Rezeptoren bei affektiv erkrankten Patienten, speziell bei bipolaren affektiven Psychosen, berichtet.

Die letzteren beiden Studien zeigen deutliche Parallelen zu den Ergebnissen der vorliegenden Studie.

Über Befunde zur Lymphozyten-Antwort auf Stimulation mit Antigenen und zur Hemmung durch ConA-stimulierte Lymphozyten wurden in der Literatur bisher nicht berichtet.

4.2.2. Hemmung ConA-stimulierter Lymphozyten und MLC

Eine erniedrigte Hemmung der Lymphozytenproliferation durch ConA-stimulierte Lymphozyten fand sich bei den schizophrenen Patienten in allen drei beschriebenen Assays, ebenso bei endogen depressiven Patienten. So zeigten die ConA-stimulierten Lymphozyten sowohl bei akuten Schizophrenien, als auch bei schizophrenen Patienten unter Neuroleptikabehandlung gegenüber gesunden Kontrollen in den Mitogen-Testsystemen PWM und PHA eine signifikant erniedrigte Hemmung, wobei sich die beiden schizophrenen Patientengruppen hier nicht voneinander unterschieden. In der MLC war bei akut schizophrenen Patienten nur im t-Test eine statistisch signifikant erniedrigte Hemmung, bei den schizophrenen Patienten unter Neuroleptika eine extrem geringe Hemmung nachzuweisen, die auch im Scheffé-Test signifikanz erreichten.

Eine erniedrigte Hemmung durch ConA-stimulierte Zellen in den Mitogen-Testsystemen und speziell in der MLC weist auf eine immunologische Dysfunktion im Sinne einer gestörten Proliferationskontrolle nach dem Beginn einer Immunantwort hin. Sie gilt als Hinweis für Autoimmunprozesse und verschiedene lymphozytäre Erkrankungen.

Beispielsweise zeigten sich auch beim Lupus erythematodes (Breshnihan und Jasin, 1977), bei der Multiplen Sklerose (Antel et al., 1988; Reinherz et al., 1980), bei der chronisch aktiven Hepatitis (Hodgson et al., 1978) und bei Diabetes Typ I (Gupta et al., 1983) solche Befunde, die als eine Dysfunktion von T-Suppressorzellen diskutiert wurden. Möglicherweise ist primär ein IL-2 Mangel für diese auffälligen Befunde verantwortlich. Beim Lupus erythematodes indes scheinen Autoantikörper T-Suppressorzellen anzugreifen und dadurch, möglicherweise durch Zelldestruktion, zu einer erniedrigten Hemmungsfunktion zu führen.

Bisher wurde eine erniedrigte Hemmung bei schizophrenen Patienten nur jüngst in einer vorläufigen Mitteilung publiziert (McAllister et al., 1991), andere Untersuchungen außer den eigenen Ergebnissen (vgl. Müller et al., 1987; Müller et al., 1990b) liegen nicht vor.

Die Hemmungsfunktion scheint (vgl. Fudenberg, 1971) genetisch determiniert zu sein und mag ein weiterer Hinweis auf eine genetische Variation des Immunsystems zu sein. So fanden sich in der vorliegenden Studie einerseits schizophrene Patienten mit normaler Hemmungsfunktion, andererseits jedoch auch gesunde Probanden mit erniedrigter Hemmung. Diese gesunden Kontrollpersonen sind möglicherweise als Risikokollektiv für Autoaggressionserkrankungen einzustufen. Möglicherweise spiegelt die erniedrigte Hemmung durch ConA-stimulierte Zellen bei Patienten mit endogenen Psychosen ebenfalls eine genetische Prädisposition für Autoaggressionserkrankungen wieder.

Obwohl sich aus Arbeiten von *Eckstein* (vgl. Eckstein, 1985) ergibt, daß bei gesunden Probanden drei immungenetisch unterschiedliche Gruppen von Reagenten auf Lymphozytenstimulation in den multivariaten Tests abgrenzbar sind, nämlich Niedrig-, Mittel- und Hochreagenten, wurden in dieser Untersuchung alle Probanden und Patienten zu jeweils einer Gruppe zusammengefaßt. Dadurch sollte vermieden werden, daß einzelne Stichproben zu klein für die statistische Analyse wurden.

Dies impliziert jedoch, daß die beschriebenen Unterschiede möglicherweise durch Zugehörigkeit zu unterschiedlichen Reagenten-Gruppen mitbedingt sind.

Allerdings schränkt dies den Befund nicht ein, daß zwischen den Gesamtstichproben der Patienten und Probanden immunfunktionelle Unterschiede bestehen. Die Eckstein'schen Befunde sprechen dafür, daß die immunfunktionellen Unterschiede zwischen Patienten und Probanden möglicherweise (immun-)genetisch determiniert sein könnten.

Wie erwähnt, spielen bei schizophrenen und affektiven Psychosen genetische Faktoren, die bisher trotz intensiver Forschung nicht genauer bekannt sind, eine wichtige Rolle beim Auftreten und dem Verlauf der Erkrankungen.

Bei der Stimulation mit den verschiedenen Antigen zeigte sich bei den reinen T-Zellaktivatoren (ausgenommen Tuberkulin) eine normale bis mäßig erniedrigte T-Zellproliferation, bei der Stimulation durch den Antigen-Cocktail, der sowohl auf T- als auch auf B-Zellen wirkt, zeigte sich jedoch eine stark erhöhte Blastenproliferation, welche möglicherweise durch Aktivierung der B-Lymphozyten durch die T-Helferzellen nach Antigenpräsentation induziert wurde. Die T-Helfer/Inducer-Zellen und T-Suppressorzellen können das freie Antigen nur über antigenpräsentierende Zellen erkennen, entweder wie die B-Zellen über die Fc-Rezeptoren an den Makrophagen, oder in Verbindung mit den MHC-Merkmalen (Major-Histo-Compatibility) an Monozyten, oder durch Phagozytose.

Ähnlich könnte es sich auch in dem Mitogen-Testsystem PWM, das ebenfalls T- und B-Lymphozyten aktiviert und eine erhöhte Blastenproliferation bei schizophrenen Patienten induziert, verhalten. Die stimulierten T-Zellen setzen jeweils Lymphokine frei, die wiederum die B-Zellen aktivieren. Eine nicht unterdrückte Wirkung der T-Helfer/Inducer-Zellen auf die B-Zellproliferation wäre auch mit der von einer Vielzahl von Autoren beschriebenen Immunglobulin-Erhöhung bei schizophrenen Patienten vereinbar (Armkraut et al., 1973; Fessel, 1962; Goldstein et al., 1980; Hendrie et al., 1972; Lehmann-Facius, 1939; Solomom et al., 1966, 1969; Strahilevitz et al., 1970; Torrey et al., 1978; Zarrabi et al., 1979).

Über eine veränderte bzw. aufgehobene supprimierende Wirkung der T-Suppressorzellen auf T-Helferzellen läßt sich auch die von anderen Autoren bei schizophrenen Patienten gefundene Erhöhung der NK-Zellaktivität erklären (Resch et al., 1988): die Proliferation der NK-Zellen unterliegt der Kontrolle der T-Helfer- und T-Suppressorzellen, welche über einen NK-Progenitor, ähnlich wie Interleukin 2 und Interferon, auf die NK-Zellen wirken. Bei einer ungehemmten T-Helferzellaktivität kommt es zu einer NK-Proliferation.

Die in alten Publikationen als 'verminderte T-Suppressorzellaktivität' beschriebene verminderte Hemmfunktion in den ConA-Assays ist durch einen IL-2-Mangel erklärbar. Deshalb sind in diesem Zusammenhang Befunde erwähnenswert, die mangelnde IL-2-Produktion von Lymphozyten schizophrener Patienten beschrieben (Hornberg et al., 1992; Rabin et al., 1988; Villemain et al. 1987). Diese Untersuchungen bestätigen also indirekt die oben beschriebenen eigenen Befunde in den ConA-Stimulationsassays.

Eine selbstkritische Einschätzung der eigenen Befunde aus den Lymphozytenstimulationstests, die das Ergebnis relativ unspezifischer in-vitro Testverfahren sind, muß allerdings erkennen, daß sich kein spezifischer immunologischer Funktionsdefekt ableiten läßt, will man die Ergebnisse nicht überinterpretieren.

Häufig sind in der Literatur leider bereits die Ergebnisse einzelner Tests Anlaß für weitgehende Schlußfolgerungen. So ist es, wie anhand der Literatur dargestellt, nicht unüblich, von einer Verminderung der Lymphozytenproliferation auf ein Mitogen bei depressiven Erkrankungen auf eine Verminderung der Funktion des Immunsystems zu schließen.

Der kombinierte multivariate in-vitro Testansatz mit einer großen Anzahl von Einzeltests wurde gewählt, um auf diese Weise Immunfunktionen von hoher Variabilität eher methodisch gerecht zu werden.

Die Annahme einer funktional verringerten Hemmung von T-Helfer/Inducer-Zellen, die letztlich spezifisch nicht nachgewiesen wurde, könnte aber bei der Interpretation der Befunde behilflich sein.

Die erniedrigte Hemmfunktion verbunden mit IL-2 Mangel, erhöhte Expression löslicher IL-2-Rezeptoren, die Erhöhung verschiedener Antikörper-Titer inclusive der AK gegen das 60 kDa heat-shock protein (Kilidireas et al., 1992) sind aus Sicht des Autors als Hinweise auf einen Autoimmunprozeß bei Schizophrenien zu werten.

4.2.3. T-Lymphozyten und T-Lymphozyten-Subpopulationen

Hinsichtlich der Quantifizierung der T-Lymphozyten und der T-Lymphozyten-Subpopulationen fand sich sowohl prozentual als auch absolut bei schizophrenen Patienten im akuten Stadium und unter Neuroleptikatherapie im Vergleich zur gesunden Kontrollgruppe eine signifikante Erhöhung der $CD3^{+}$-Zellen, sowie der $CD4^{+}$-Zellen. Es muß allerdings angemerkt werden, daß die Absolutzahlen von $CD3^{+}$-Zellen ebenso wie die Prozentzahlen von $CD3^{+}$-Zellen und $CD4^{+}$-Zellen in der Kontrollgruppe höher lagen als bei gesunden Kontrollen anderer Untersuchungsgruppen. Dieser Unterschied ist möglicherweise technischen Details des Assays zuzuschreiben – so wurden die Lymphozyten vor der Weiterverarbeitung der T-Zell-Assays bei -80°C eingefroren. Dies beeinflußt jedoch nicht das Verhältnis zwischen der Kontrollgruppe und den Patienten innerhalb der Studie.

Die Erhöhung von $CD3^{+}$-Zellen ist vermutlich vor allem bedingt durch die Erhöhung von $CD4^{+}$-Zellen. Auch die Erhöhung des $CD4^{+}/CD8^{+}$-Verhältnisses geht auf die erhöhten $CD4^{+}$-Zellen zurück.

Die in der Literatur bisher beschriebenen Ergebnisse bezüglich der T-Lymphozytenzellzahlen bei schizophrenen Patienten unterscheiden sich je nach eingesetzter Bestimmungsmethode, wie in der Einleitung ausführlich dargestellt wurde. Beim Einsatz der Technik monoklonaler AK (DeLisi et al., 1982; Ganguli et al., 1987; Henneberg et al., 1990) wurde mehrfach eine Erhöhung der CD4+-Zellen bei Schizophrenen beschrieben.

Bei affektiven Erkrankungen wurden Untersuchungen zu T-Zell-Subpopulationen wurden häufiger vorgenommen. Die in älteren Studien

(Schleifer et al., 1983; Sengar et al., 1982) beschriebenen Befunde wurden allerdings mit der Rosetten-Formations-Technik erhoben, sodaß ein Vergleich mit den Befunden, die mit mit monoklonalen Antikörpern erhoben wurden, aus methodischen Gründen schwierig ist.

Beim Vergleich mit Untersuchungen mit monoklonalen AK's stimmt die vorliegende Untersuchung mit einigen Befunden der Literatur überein, vor allem im Befund eines erhöhten $CD4^+/CD8^+$-Verhältnisses. Die anderen Befunde sind weniger einheitlich.

Eine Erhöhung von $CD3^+$- und $CD4^+$-Zellen ist bei depressiven Patienten bisher nicht beschrieben, wobei in der vorliegenden Studie nur die prozentualen Anteile von $CD3^+$- und $CD4^+$-Zellen erhöht waren, die absoluten Werte zeigten im Scheffé-Test keinen statistisch signifikanten Unterschied. In der Untersuchung von DARKO et al. (1988a) waren $CD3^+$% und $CD4^+$% bei Patienten mit 'Major Depression' ebenfalls höher als bei Kontrollen, jedoch erreichte der Befund keine Signifikanz, wobei diese Untersuchungsgruppe deutlich kleiner (n=20) war als in der vorliegenden Studie (n=37). Das $CD4^+/CD8^+$-Verhältnis hingegen war signifikant erhöht.

In einer anderen Studie fanden dieselben Autoren (Darko et al., 1988b) hingegen signifikant erhöhte $CD4^+$-Zellen.

Andere Autoren (Targum et al., 1990) beobachteten bei 22 Patienten mit 'Major Depression' keine signifikanten Unterschiede in den Absolutzahlen von $CD3^+$- oder $CD4^+$-Zellen im Vergleich zu Kontrollen, diese Untersucher fanden allerdings ebensowenig einen signifikanten Unterschied im $CD4^+/CD8^+$-Verhältnis.

Eine weitere Untersuchergruppe (Denney et al., 1988) beobachteten bei 15 Patienten mit 'Major Depression' sogar eine Abnahme der $CD3^+$-, $CD4^+$- und $CD8^+$-Zellen im Vergleich zu Kontrollen und ebenfalls keine signifikante Änderung im $CD4^+/CD8^+$-Verhältnis.

Syvälathi et al. (1985) hingegen fanden bei zehn Dexamethason-Suppressoren mit 'Major Depression' eine Erhöhung des $CD4^+/CD8^+$-Verhältnisses im Vergleich zu Kontrollen, ein Unterschied der $CD4^+$- oder $CD8^+$-Zellzahl zeigte sich zwischen depressiven Patienten und Kontrollen hingegen nicht.

Auch *Levy* et al. (1991) fanden bei 18 Patienten mit 'Major Depression' keine Unterschiede hinsichtlich $CD4^+$- und $CD8^+$-Zellen, während *Irwin* et al. (1987a) ein erhöhtes $CD4^+/CD8^+$-Verhältnis beobachteten.

Die vorliegende Studie, die nur zum Teil mit den beschriebenen Ergebnissen anderer Studien übereinstimmt, unterscheidet sich aus der Sicht des Autors vor allem hinsichtlich dreier Punkte wesentlich von den meisten anderen Studien, welche auch zu den divergierenden Befunden beitragen könnten:

a) Die Zahl der untersuchten Patienten war deutlich höher, wodurch auch kleinere Unterschiede statistisch signifikant werden.

b) Die Patienten hatten die Diagnose einer endogenen Depression oder Zyklothymie, bei der es sich vermutlich um eine pathogenetisch einheitlichere Gruppe handelt als bei der Diagnose 'Major Depression' (vgl. Mundt, 1991). Möglicher-

weise trägt die Heterogenität des Krankheitsbildes 'Major Depression' wesentlich zur Heterogenität der Befunde bei.
c) In der vorliegenden Studie wurden auch Patienten im freien Intervall nach mehreren Krankheitsphasen untersucht, die dieselben Immun-Auffälligkeiten aufwiesen wie Patienten in der depressiven Phase (nur Lithium-Behandlung zeigte einen Einfluß auf das $CD4^+/CD8^+$-Verhältnis), wobei die vorliegenden Befunde nicht auf einen 'State-dependent' – sondern auf einen 'Trait-dependent' Marker hindeuten.

Ob diese Unterschiede die unterschiedlichen Befunde erklären können, muß derzeit offen bleiben, wobei allerdings zu berücksichtigen ist, daß die Befunde der diskutierten anderen Untersuchungen heterogen sind. In der Untersuchung von *Levy* et al. (1991) fand sich ein interessanter Hinweis: eine positive Korrelation der Hamilton-Depressionsskala mit der $CD4^+$-Zellzahl, was Parallelen zu den Befunden bei den schizophrenen Patienten der vorliegenden Studie nahe legen: je schwerer die Depression, desto höher die $CD4^+$-Zellzahl. Einen ähnlichen Befund konnten *Irwin* et al. (1987a) erheben, die eine positive Korrelation der HamD-Werte mit der beschrieben.

Es zeigte sich also ein deutlicher Zusammenhang zwischen der Schwere der Depression und dem Anstieg der $CD4^+$-Zellen bzw. des $CD4^+/CD8^+$-Verhältnisses, was indirekt die Ergebnisse der vorliegenden Studie insofern bestätigt, als die 'endogene Depression' in der Regel die schwerste Form der Depression ist. Andererseits würden diese Befunde jedoch eher auf einen 'State dependent' marker hinweisen. Katamnestische Untersuchungen, die dies klären könnten, sind bisher nicht beschrieben.

Neuere Befunde (Maes et al., 1991) bestätigen ebenfalls die Ergebnisse der vorliegenden Untersuchung, insofern sie eine Aktivierung des Immunsystems bei depressiven Patienten beschreiben: erhöhte lösliche IL-2-Rezeptoren, die eine Aktivierung des T-Zell-Systems wiederspiegeln, sowie erhöhte ANA-Titer fanden sich insbesondere bei dem 'melancholischen Subtyp' der 'Major Depression'- Patienten, der am ehesten der Kategorie der endogenen Depression entspricht.

Ob die Befunde eines aktivierten Immunsystems, mit welchem die vorliegenden Befunde bei endogenen-depressiven Patienten übereinstimmen, auf den hypostasierten Mechanismus zurückgehen (von De Pelchin und Letteson, 1981b), daß eine Aktivierung des Immunsystems und eine Steigerung der Antikörperproduktion auf einer durch den β–Adrenorezeptor vermittelten Hemmung der T-Suppressor-Zellen beruhen, könnte derzeit nur spekuliert werden. Es konnte zwar einerseits gezeigt werden, daß eine verminderte Hemmungsfunktion in- vitro vorliegt und andererseits besteht bei depressiven Erkrankungen wahrscheinlich eine erhöhte β–Adrenorezeptordichte (Matussek, 1988), sodaß hier ein plausibles Modell vorliegen könnte, es muß jedoch berücksichtigt werden, daß die Befunde noch zu wenig gesichert sind, als daß dies über reine Spekulation hinausginge.

Widersprüchlich sind Befunde, die den Einfluß verschiedener anderer Variablen auf die Immunfunktion depressiver Patienten berücksichtigen: *Schleifer* et al.

(1989) heben den Einfluß von Alter, Geschlecht, Schwere der Erkrankung und Hospitalisierung hervor.

Auch *Irwin* et al. (1987) fanden einen Einfluß der Schwere der Erkrankung auf die Erniedrigung der NK-Zellaktivität bei Frauen. Eine neuere Untersuchung derselben Forschergruppe (Irwin et al., 1990) konnte auch wieder den Einfluß der Schwere der Erkrankung, hingegen nicht den von Alter oder Gebrauch von Alkohol bzw. Nikotin beschreiben.

Auch andere Autoren konnten einen Alterseinfluß auf ihre Befunde nicht bestätigen (Cosyns et al., 1989), sie fanden darüber hinaus auch keinen Einfluß von Körpergewicht, Schlafstörungen, Einnahme von Benzodiazepinen oder der Schwere der Erkrankung auf die Lymphozyten-Stimulierbarkeit.

Die immer wieder angeführte Altersabhängigkeit dieser Befunde ist – jedenfalls bis zu einem 'cut-off-point' – nicht zweifelsfrei belegt.

Von vielen Autoren wird die Variabilität der Mitogen-Assays, sowie verschiedene Mitogen-Konzentrationen, unterschiedliche Inkubationsdauer etc. für widersprüchliche Befunde verantwortlich gemacht.

Andererseits spielt, wie oben dargelegt, die Heterogenität der diagnostischen Subgruppen, die sich hinter der Diagnose 'Major-depressive-disorder' verbergen, im Hinblick auf die unterschiedlichen Ergebnisse in den T-Zell-Assays eine große Rolle, insbesondere die Unterschiede zwischen den endogenen versus nonendogenen Depressionen, wie dies auch ADER et al. (1990) hevorheben. Dem entspricht die Annahme von *Syvälathi* et al. (1985), daß das Krankheitsbild der endogenen Depression von psychischen Zuständen wie Trauer oder Trennungserlebnissen immunologisch völlig unterschiedlich sind.

Der Vergleich verschiedener depressiver Subgruppen, insbesondere in psychopathologischer, immunologischer und endokrinologischer Abgrenzung zu verschiedenen Formen von Streß, wurde unseres Erachtens in den bisherigen Untersuchungen zuwenig berücksichtigt.

Stein (1989) postuliert, daß die Schwere der Depression neben dem Alter der wichtigste Einflußfaktor auf die Immunfunktion ist.

Möglicherweise muß dies jedoch auch relativiert werden: nicht nur die eigenen Befunde legen dies nahe, sondern auch die Ergebnisse einer anderen Studie (Syvälathi et al., 1985) zeigen einen ähnlichen Befund wie in der vorliegenden Studie: bei der Nachuntersuchung nach Abklingen der Depression war in der Untergruppe der endogen-depressiven Patienten keine 'Normalisierung' der erhobenen immunologischen Parameter zu verzeichnen, was wiederum die Annahme eines 'Trait-dependend-marker' stützen würde.

Dies spricht dafür, daß bei schweren, 'endogenen' Depressionen eher eine Immunaktivierung besteht, die nicht zustandsabhängig ist, während bei anderen Formen depressiver Verstimmungen, die in der Regel allerdings weniger schwere Symptome zeigen und nicht dem 'melancholischen Subtyp' nach DSM III entsprechen, eine vorübergehende, zustandsabhängige Suppression einiger Immunfunktionen zu finden ist.

4.2.4. Einfluß von Neuroleptika auf die Immunfunktion

Unsere Untersuchungen ergaben, daß keine Normalisierung der immunfunktionellen Veränderungen unter neuroleptischer Therapie stattfindet. Es zeigte sich eher ein Trend zur Verstärkung der bereits vor dem Beginn der Therapie im akuten Stadium gefundenen veränderten Stimulationsergebnisse im Vergleich zur gesunden Kontrollgruppe. So ergab sich für schizophrene Patienten unter Therapie mit Neuroleptika eine reduzierte Lymphozyten-proliferation auf nahezu alle Antigene. In der MLC fand sich eine noch weiterhin erniedrigtere Hemmfunktion.

Über immunologische Veränderungen bei schizophrenen Patienten unter Neuroleptikatherapie wurde bereits von anderen Autoren berichtet. *Ferguson* et al. (1978) fanden einen Anstieg der Mitogen-Response nach Behandlung mit Chlorpromazin. *Goldstein* et al. (1980) konnten bei schizophrenen Patienten unter Chlorpromazin-Langzeittherapie eine erhöhte Lymphozytenproliferation Stimulation mit PHA, ConA und PWM feststellen. Zusätzlich wird in dieser Arbeit von atypischen Lymphozyten unter Chlorpromazin-Therapie, wie auch in der Studie von *Fieve* et al. (1966), sowie von einem erhöhten Auftreten von systemischem Lupus erythematodes mit den typischen Kennzeichen von ANA und LE-Zellen berichtet, was ebenfalls auf eine Störung des Immunsystems bei schizophrenen Patienten unter Neuroleptika-Therapie hindeutet. *Knowles* et al. (1970) hingegen beschrieben eine verringerte Lymphozytenproliferation auf PHA nach Phenothiazin-Behandlung. *Baker* et al. (1977) fanden ebenfalls einen hemmenden Einfluß von Phenothiazinen auf die Transformationsrate von T-Lymphozyten nach Stimulation mit PHA.

Eine Erhöhung der Inzidenz von antinukleären Antikörpern als Effekt einer Therapie mit Phenothiazinen (Gallien et al.,1977) und speziell von Chlorpromazin (Zarrabi et al., 1979) wurde in der Literatur beschrieben, andererseits jedoch auch ein hemmender Effekt von Phenothiazin auf die Antikörper-Synthese (Saunders und Muchmore, 1964). Andere Autoren sahen zwar einen aktivierenden Einfluß von Chlorpromazin, nicht jedoch von anderen Phenothiazinen auf die Antikörper-Synthese (Berglund et al., 1970; Quismorio et al., 1975).

Möglicherweise spielt der Effekt einer chronischen Behandlung eine Rolle, während eine kürzere Behandlungsdauer mit Neuroleptika auch auf Lymphozyten-Subpopulationen keinen wesentlichen Effekt zu haben scheint (McAllister et al., 1989).

Allerdings konnte in einer neueren Untersuchung auch bei über mehrere Monate in konstanter Dosis mit Neuroleptika behandelten Patienten kein Einfluß auf PHA- und ConA induzierte Lymphozytenstimulierbarkeit nachgewiesen werden (Rapaport et al., 1990).

In unserer Studie ergab sich kein eindeutiger Hinweis auf einen Neuroleptikaeffekt auf die T-Lymphozytenzellzahl und das Verhältnis der Subpopulationen zueinander. $CD4^{+}$- und $CD8^{+}$-Zellen zeigten sowohl im Akutstadium als auch unter neuroleptischer Therapie im Vergleich zur gesunden Kontrollgruppe eine

Erhöhung, wobei diese bei $CD4^+$-Zellen unter Neuroleptika ausgeprägter ist, was im Vergleich zu gesunden Kontrollen zu einer signifikanten Erhöhung des $CD4^+/CD8^+$-Verhältnises führte. Trotz leichter Zunahme der beiden T-Zell-Subpopulationen unter Neuroleptika blieb das $CD4^+/CD8^+$-Verhältnis gegenüber den unbehandelten schizophrenen Patienten jedoch unverändert.

Andere Autoren vermuten einen Neuroleptikaeffekt insbesondere bei chronisch mit Neuroleptika behandelten Schizophrenen, da sich erhöhte $CD3^+$ Lymphozyten (DeLisi et al., 1982) bzw. erhöhte $CD4^+$- Lymphozyten und eine Erhöhung des $CD4^+/CD8^+$-Verhältnisses (Rabin et al., 1989) bei chronisch schizophrenen Patienten unter Langzeit-Neuroleptika-Therapie fanden. Da jedoch keine Verlaufsuntersuchungen vorgenommen wurden, kann dies nur eine Spekulation sein, die zumindest durch die Studien mit kurzen Untersuchungsintervallen und die eigenen Befunde, die die erhöhten Lymphozytenzahlen bei unbehandelten Schizophrenen nachwies, nicht bestätigt werden kann.

Der Effekt antidepressiver Medikation auf Immunparameter ist bis heute nicht ausreichend gut geklärt, in vivo-Untersuchungen dazu liegen bisher kaum vor (Miller und Lackner, 1989). Die Untersuchung (Albrecht et al., 1985), die einen Abfall der Mitogen-induzierten Lymphozytenproliferation nach erfolgreicher somatischer Therapie depressiver Patienten mit trizyklischen Antidepressiva oder Elektrokrampftherapie fand, wurde bereits erwähnt. Dabei bestand vor Therapie in dieser Studie kein Unterschied zwischen depressiven Patienten und Kontrollen bei der Proliferationsantwort auf Lymphozyten.

In vitro fand sich ein inhibitorischer Effekt von Desmethylimipramin (DMI), einem trizyklischen Antidepressivum, auf die NK-Zell-Aktivität (Miller et al., 1986), weiterhin eine Hemmung der Lymphozytenproliferation auf ConA (Miller und Lackner, 1989; Andus und Gordon, 1982). Eine hemmende Wirkung auf Immunparameter spricht gegen das Vorliegen eines Medikamenteneffekts bei erhöhten AK-Titern. Eine Hemmung konditionierter Immunsuppression bei Mäusen wird sowohl Antidepressiva als auch Neuroleptika zugeschrieben (Gorczynski und Holmes, 1989). In diesem Zusammenhang erscheint auch der beschriebene protektive Effekt von Lithium auf erneute Exazerbationen von Herpes-Simplex-Virus-Infektionen (Amsterdam und Rybakowski, 1989) interessant.

4.2.5. Der Einfluß von Streß auf die veränderte Immunfunktion

Bei der Bewertung der immunologischen Befunde sowohl depressiver als auch schizophrener Patienten muß berücksichtigt werden, daß Streß-Faktoren bei beiden Erkrankungen eine Rolle spielen. Häufig werden schizophrene Episoden durch psychischen oder physischen Streß ausgelöst (Wyatt et al., 1988; Smith, 1988). Ein Modell für den Einfluß des Streß auf das Auftreten einer schizophrenen Erkrankung ist das Vulnerabilitäts-Streß-Modell von *Zubin* (1977). Ein ähnlicher Mechanismus wird bei depressiven Erkrankungen, auch bei endogen-depressiven Psychosen, diskutiert (vgl. Tölle, 1982). Zudem liegt die Vermutung nahe, daß ähnliche neurobiologische Prozeße bei Streß und Depression ablaufen (Stein, 1989). Deshalb müssen Streß-Phänomene bei biologischen Untersuchungen von Patienten mit endogenen Psychosen als Einflußfaktoren berücksichtigt werden.

Wie in der Einleitung beschrieben, sind die Ergebnisse der immunologischen Streßforschung zum Teil kontrovers, bei vielen Untersuchern zeigt sich jedoch eine erniedrigte Lymphozytenstimulierbarkeit durch Mitogene.

Ein vergleichbarer Befund wurde auch von einigen Untersuchern bei depressiven und schizophrenen Patienten erhoben, jedoch nicht in der vorliegenden Studie. Alter, Diagnosekriterien und Schwere der Erkrankung, sowie Patientenzahl mögen mit zu den unterschiedlichen Befunden beitragen. Das Ergebnis einer erhöhten Rate der Lymphozyten-Antwort auf Mitogen-Stimulation weist – soweit dies aufgrund des derzeitigen Untersuchungsstandes zu beantworten ist – allerdings eher darauf hin, daß Streßfaktoren die Ergebnisse der vorliegenden Studie nicht erklären können.

Hinsichtlich der Ergebnisse der $CD4^+$-Zellen-Untersuchungen und derer des $CD4^+/CD8^+$-Verhältnisses differieren die Streßuntersuchungen stark, möglicherweise spielt die Streß-Dauer hier eine Rolle, darüberhinaus scheint auch die Qualität des Stresses, ob – positiver – 'Eustreß' oder – negativer – 'Disstreß' neben Coping-Mechanismen relevant für die Auswirkungen auf das Immunsystem zu sein. In Bezug auf Interleukin 2-Produktion, die als bei Streß ansteigend beschrieben wurden (Glaser et al., 1990), wobei sich parallel dazu ein Abfall der löslichen IL-2 Rezeptoren zeigte, ergeben sich gegensätzliche Befunde, denn bei Schizophrenen wurde eine verringerte IL-2 Produktion in vitro und erhöhte lösliche IL-2 Rezeptoren beobachtet.

Die bisher vorgelegten Ergebnisse zum Einfluß von Streß auf Funktionen des zellulären Immunsystems beim Menschen sind noch eher rudimentär, weitere systematische Untersuchungen sind nötig. Darüberhinaus erschwert auch die Einordnung der konkreten Versuchsbedingungen in die Paradigmen psychischer versus somatischer Streß und akuter versus chronischer Streß die Aussagekraft der Untersuchungen, wobei andererseits auch die Anpassung an Streß und das jeweilige Copingverhalten entscheidend die Befunde mit beeinflussen und damit ihre Interpretation weiter erschweren. Ob erhöhte NK-Zellaktivität bei psychischem Streß und erniedrigte Zahl der NK-Zellen bei körperlichem Streß als bisher einheitlichster Befund ein Differenzierungskriterium sein können, muß beim jetzigen Stand der Forschung offen bleiben.

Andererseits wären auch weder die Virushypothese noch die Autoimmunhypothese der endogenen Psychosen widerlegt, wenn sich unter Streß ähnliche immunologische Befunde wie bei endogenen Psychosen erheben ließen.

Ein ähnliches Vulnerabilitäts-Streß-Modell für die endogenen Psychosen ließe sich möglicherweise – bisher gibt es nur wenig Studien dazu – für Virus-Erkrankungen oder Autoimmunerkrankungen aufstellen. Untersuchungen weisen daraufhin, daß Exazerbation und Verlauf von Virus-Erkrankungen, zum Beispiel Herpes simplex (Kiecolt-Glaser, 1987b; Laudenslager, 1987) und die Höhe des

Antikörper Titers neurotroper Viren (Glaser et al., 1985) durch Streß beeinflußt werden, ebenso wie Streß Beginn und Verlauf von Autoimmunerkrankungen beeinflußt (Solomon, 1981). Möglicherweise führt bei entsprechend prädisponierten Individuen eine immunologische Streß-Reaktion zur Induktion eines eigengesetzlich ablaufenden Immunprozesses oder zur Reaktivierung viraler Infektionen, auch im ZNS. Ergebnisse der AIDS-Forschung unterstreichen dies.

4.3. Die familiäre Belastung mit psychiatrischen Erkrankungen und $CD4^+/CD8^+$-Verhältnis

Der Befund eines erhöhten $CD4^+/CD8^+$-Verhältnisses wurde sowohl bei schizophrenen Patienten, als auch bei Patienten mit affektiven Psychosen mehrfach beschrieben (Rabin et al., 1988; Maes et al.,1991). Welche Faktoren diese Erhöhung bedingen, wurde bisher nicht untersucht.

Insofern ist der Befund, daß das $CD4^+/CD8^+$-Verhältnis von der familiären Belastung mit psychiatrischen Erkrankungen beeinflußt wird, von Interesse. Ein direkter Einfluß von familiären Belastungsfaktoren auf immunologische Parameter wurde zumindest im Rahmen psychoneuroimmunologischer Untersuchungen bisher nicht beschrieben.

Dieses Ergebnis weist auf einen Zusammenhang genetischer Faktoren mit immunfunktionellen Parametern bei endogenen Psychosen hin. Möglicherweise haben familiär belastete Patienten ein erhöhtes Risiko für eine Aktivierung des Immunsystems, d.h. diese könnten eine der Risikogruppen für Immunauffälligkeiten bilden. Wie bereits diskutiert, zeigt nur ein Teil der Patienten mit endogenen Psychosen Immunauffälligkeiten, der bisher nicht näher charakterisiert wurde.

Die familiäre Belastung mit psychiatrischen Erkrankungen scheint also diese immunfunktionelle Abweichungen bei den untersuchten psychiatrischen Patienten zu beeinflussen.

4.4. Zusammenhang von Psychopathologie und Immunparametern

Die Ergebnisse der psychopathologischen Skalen entsprechen in ihrem Verlauf den zu erwartenden Werten: die Werte auf der BPRS-Skala, die die Schwere und Akuität der Erkrankung widerspiegeln und die vor allem die 'Positiv-Symptomatik' im Sinne von Halluzinationen, Wahn- und Wahndynamik, sowie Ich-Störungen erfaßt, nahmen ab (Overall und Gorham, 1976). Die Werte auf der

Andreasen-Skala (Dieterle et al., 1986) hingegen, die vor allem die Negativ-Symptomatik mißt, nahmen leicht zu. Dies erklärt sich dadurch, daß die Negativ-Symptomatik während eines akuten Schubes der Schizophrenie vielfach durch die Positiv-Symptomatik maskiert wird, daß Antriebsarmut und Affektver-flachung unter akuten Unruhe- und Angstzuständen in den Hintergrund treten. Unter Therapie mit Neuroleptika remittiert die akute Positiv-Symptomatik in der Regel besser und schneller als die Negativ-Symptomatik, die durch Neuroleptika häufig nur wenig beeinflußbar ist. Durch die sedative Wirkkomponente der Neuroleptika und die Palette der Nebenwirkungen wie Potenzstörungen und Parkinsonoid (vgl. Benkert und Hippius, 1986) treten – je nach Wahl des Neuroleptikums – zusätzliche Effekte, auf die die Negativ-Symptomatik wie Antriebsarmut, verminderte soziale Aktivität, Anhedonie und Abulie verstärken. Es ist also nicht verwunderlich, daß nach klinischer Besserung der Akutsymptomatik unter neuroleptischer Therapie ein Anstieg der Werte auf der Skala zur Erfassung der Negativ-Symptomatik auftritt, während es zu einem Abfall der Punkte auf der BPRS kommt.

Zusammenhänge zwischen den immunologischen und den psychopathologischen Variablen zeigten sich nur bei den $CD3^+$- und den $CD4^+$-Zellen (vgl. Müller et al., 1990c). Die meisten und ausgeprägtesten Korrelationen konnten dabei zwischen sowohl $CD3^+$- als auch $CD4^+$-Zellen und der BPRS-Skala beobachtet werden, jedoch zeigten sich bei der Nachuntersuchung auch einige Korrelationen mit der SANS-Skala. Signifikante Korrelationen bestanden mit allen BPRS-Subskalen außer 'Anergie' und mit dem BPRS-Gesamtwert. Die Vielzahl und teils hohe Signifikanz der Korrelationen schließen eine zufällige Signifikanz aus. Auch bei α–Korrektur nach *Bonferroni-Holmes*, die allerdings ab Signifikanzen von 0,001 nicht mehr angewandt zu werden braucht (Ingelfinger et al., 1987), würde der Großteil der signifikanten Ergebnisse erhalten bleiben. Aus Sicht des Autors deuten diese Korrelationen auf einen engen Zusammenhang zwischen Zellzahl und Psychopathologie hin. Da sich aus Sicht des Autors die Zunahme der Zahl der $CD3^+$-Zellen vor allem auf den Anstieg der $CD4^+$-Zellen zurückführen ließ, scheinen auch die psychopathologischen Auffäligkeiten vor allem mit der Zahl der $CD4^+$-Zellen zusammenzuhängen. Auch dies würde auf eine zentrale Rolle der $CD4^+$-Zellen bei schizophrenen Erkrankungen hindeuten. Zunächst erscheint jedoch verwunderlich, daß die Korrelationen mit der Psychopathologie nur bei der Nachuntersuchung in klinisch gebesserten Zustand auftraten, während zum Zeitpunkt der akuten Erkrankungen keine Korrelation signifikant war. Dieser Befund der Korrelationsuntersuchungen legt nahe, daß zwischen der Akuität der Erkrankung, die sich in der akuten psychopathologischen Störung ausdrückt, und der $CD4^+$-Zell-Zahl kein Zusammenhang besteht, jedoch ein signifikanter Zusammenhang mit der schizophrenen Psychopathologie in gebessertem Zustand.

Daß sich im Verlauf der Vor- und Nachuntersuchung die $CD4^+$-Zahl nicht signifikant veränderte, zeigt, daß die $CD4^+$-Zahl bei schizophrenen Patienten wohl keinen kurzfristigen Schwankungen unterliegt, vielmehr eher einen langfristigen Verlauf widerspiegelt. Aus psychopathologischer Sicht spiegelt die im BPRS erfaßte Restsymptomatik und die im SANS erfaßte Negativ-Symptomatik den Langzeitverlauf eher wider (vgl. Müller et al., 1993b).

Kurzfristige, sich häufig innerhalb von wenigen Tagen entwickelnde und relativ schnell wieder abklingende akut schizophrene Symptome korrelieren also nicht mit $CD4^{+}$- und $CD3^{+}$-Zellen, im Gegensatz zu der längerfristig bestehende schizophrenen Negativ-Symptomatik, die sich in den Korrelationen mit der SANS ausdrückt, aber auch in verminderter 'Aktivierung', 'Mißtrauen/Feindseligkeit', was häufig mit sozialem Rückzug verbunden ist, sowie 'Denkstörungen', also psychopathologischen Auffälligkeiten, die auch in den signifikant korrelierenden BPRS-Subskalen erfaßt sind.

Die Erhöhungen der $CD3^{+}$- und $CD4^{+}$-Zellzahl, die sich im Verlauf der Behandlung von durchschnittlich 20 Wochen nicht signifikant änderten, scheinen also vor allem den Langzeitverlauf der Erkrankung oder die Schwere der Erkrankung widerzuspiegeln, was die positive Korrelation ausdrückt: je höher die Zellzahl, desto größer die psychopathologische Auffälligkeit. Der Zusammenhang von Erkrankungsdauer und $CD3^{+}$- und $CD4^{+}$-Zellzahl bestätigt indirekt diesen Befund: je länger die Erkrankung dauert, desto höher die Zellzahl.

Erfahrungsgemäß besteht gerade bei langen, chronischen Krankheitsverläufen eine ausgeprägte 'Negativ-Symptomatik' (vgl. Müller und Ackenheil, 1993a). Bestätigt sich dieser Befund einer hohen Zellzahl vor Behandlung bei Patienten, die nach neuroleptischer Behandlung weiterhin eine hohe Zellzahl, aber auch deutlichere psychopathologische Auffälligkeiten aufweisen, sollte prospektiv untersucht werden, ob es sich dabei um einen Prädiktor für das Ansprechen auf Therapie mit Neuroleptika handelt.

Zusätzlich zeigte sich bei einigen Patienten, bei denen das Spiperon-Bindungsverhalten der Lymphozyten untersucht wurde und das einen Marker für das Ansprechen auf Neuroleptikabehandlung darzustellen scheint, eine signifikante Korrelation zwischen hoher Zellzahl und niedriger Spiperon-Bindung, die mit einem schlechteren Behandlungserfolg einhergeht (Bondy et al., 1992).

Übereinstimmend mit den vorliegenden Befunden wurde auch von anderen Untersuchern (Nimgaonkar et al., 1991) ein Zusammenhang zwischen Auffälligkeiten des Immunsystems (Häufigkeit des Auftretens von Antikörpern) und speziell schizophrener Negativsymptomatik beschrieben.

4.5. Liquor cerebrospinalis, Psychopathologie und Immunfunktion

Das Ergebnis der Liquoruntersuchungen – erhöhter Gehalt an Gesamteiweiß bei 24% der schizophrenen Patienten – stimmt insgesamt mit der Literatur überein. Dort wurden Gesamteiweiß-Erhöhungen über 50mg% in 5% (Torrey et al., 1985) bis 20% (Axelsson et al., 1982) der schizophrenen bzw. 25% der schizoaffektiven (Wildenauer und Höchtlen, 1990) Patienten beschrieben. Daß *Ahokas* et al. (1985) bei keinem von 25 akut Schizophrenen eine Erhöhung des Gesamteiweißes fand, mag vor allem an dem hohen Grenzwert dieser Untersuchung von 55mg% liegen. Ob die Akuität der Erkrankung dabei eine Rolle spielt, ist unklar, denn bisher ließ sich eine Zuordnung zu akut Schizophrenen oder chronisch Schizophrenen nicht treffen (Naber et al., 1986; Kirch et al., 1985). Die Erhöhung des Gesamteiweißes wird vor allem auf eine Blut-Liquor-Schrankenstörung zurückgeführt (Naber et al., 1986; Bauer und Kornhuber, 1987), die bei unseren Patienten in 27% der Fälle auftrat. Andere Untersucher fanden in Übereinstimmung mit den vom Autor ehobenen Daten eine Blut-Liquor-Schrankenstörung in 24% (Axelsson et al., 1982), 29% (Kirch et al., 1985) und 33% der untersuchten schizophrenen Patienten (Bauer und Kornhuber, 1987).

Eine Störung der Blut-Liquor Schranke tritt vor allem bei entzündlichen Erkrankungen des ZNS bzw. bei einer immunologischen Abwehrreaktion auf, während eine autochthone IgG Produktion im ZNS auf eine lokale Immunreaktion hinweist.

Die Befunde hinsichtlich einer lokalen-IgG-Synthese im Liquor variieren deutlich. Während mehrere Studien (Albrecht et al., 1980; Roos et al., 1985; Bauer und Kornhuber, 1987) keine lokale IgG-Synthese bei Schizophrenen nachweisen konnten, beschrieben andere Autoren eine intratekale IgG-Synthese bei nur 5% (Wildenauer und Höchtlen, 1990), weitere dagegen bei 33% (Kirch et al., 1985) der Patienten.

Eine Untersuchung beobachtete bei 35% der Schizophrenen eine IgG-Erhöhung im Liquor (Torrey et al., 1978), bei dieser Untersuchung wurde allerdings kein Liquor/Serum-Quotient berechnet. Bei dieser hohen Zahl auffälliger Befunde ist jedoch eine intrathekale IgG-Bildung zumindest bei einem Teil dieser Patienten zu vermuten.

Die eigenen Befunde einer lokalen IgG-Synthese bei 15% schizophrener Patienten liegen etwa im Mittelbereich, wobei jedoch eine Erklärung für die divergierenden Befunde derzeit noch nicht vorliegt. Es ist wahrscheinlich, daß, wie unten diskutiert, die Auswahl der aus klinischer Indikation Liquor-punktierten Patienten zu den unterschiedlichen Befunden beiträgt, aber auch unterschiedliche Grenzwerte.

Die eigenen Befunde zeigten keine Korrelation der Liquor-Serum-Quotienten für Albumin und IgG mit dem Ausmaß der Negativ-Symptomatik, jedoch weisen die Absolutwerte von Liquor-Albumin und Liquor-IgG deutliche Korrelationen mit Affektstörungen im Sinne einer Affektverflachung, sowie mit formalen Denkstörungen und dem Gesamtwert der Negativ-Symptomatik, im SANS erfaßt, auf. Je ausgeprägter die Negativ-Symptomatik, desto höher Albumin und IgG im Liquor. Eine solche Korrelation zwischen Psychopathologie und Liquorwerten wurde bisher nicht beschrieben, wobei außer in einer Studie (Naber et al., 1986) nie der Zusammenhang von Liquorvariablen und Psychopathologie untersucht wurde. Das in der einzigen – jedoch retrospektiven – Studie (Naber et al., 1986) eingesetzte Instrument zur Erfassung der Psychopathologie, das AMDP-System, dokumentiert zwar psychopathologische Qualitäten, ist jedoch möglicherweise zur quantitativen Erfassung speziell schizophrener psychopathologischer Symptome zu undifferenziert. Insbesondere die Negativ-Symptomatik wird nur ungenügend erfaßt, weshalb es nicht verwunderlich erscheint, daß der Befund der vorliegenden Untersuchung bisher nicht erhoben werden konnte. Da die Negativ-Symptomatik auch Langzeitverlauf und Chronizität wiederspiegelt, erscheint der Befund des Zusammenhangs der Negativ-Symptomatik mit Liquor-Albumin und -IgG interessant.

Einschränkend muß allerdings darauf hingewiesen werden, daß die liquorpunktierten schizophrenen Patienten möglicheweise keine repräsentative Stichprobe darstellen. Zwar werden Patienten mit einer Erstmanifestation einer schizophrenen Erkrankung in der Regel aus klinischer Indikation zum Ausschluß einer organischen Psychose liquorpunktiert, wobei in die vorliegende Studie viele Patienten mit Erstmanifestation, die vorher nicht psychopharmakologisch behandelt waren, eingeschlossen wurden; andererseits kann nicht ausgeschlossen werden, daß sich Patienten mit besonders schweren, atypischen oder therapieresistenten Verlaufsformen in der liquorpunktierten Stichprobe befanden.

Die negativen Korrelationen der Liquorprotein-Variablen mit der Lymphozytenstimulierbarkeit auf Masern- und Rubella-Antigene, welche bei schizophrenen Patienten deutlich niedriger ist, zeigt einen Zusammenhang der Stimulierbarkeit von T-Zellen durch virale Antigene mit Liquorproteinen. Die Stimulierbarkeit der T-Zellen durch virale Antigene ist umso niedriger, je höher der Liquorproteingehalt schizophrener Patienten ist bzw. vice versa. Da – je nach zugrunde geleg-tem Grenzwert – bei 15%-27% der schizophrenen Patienten die Werte des Liquorproteingehalts erhöht waren, impliziert diese Korrelation eine niedrige Stimulierbarkeit dieser Patienten durch diese viralen Antigene und damit möglicherweise eine inadäquate T-Zell-abhängige Abwehr auf Rubella- und Masern-Antigen, zwei neurotrope Viren.

Weiterhin zeigte sich für beide Assays ein Zusammenhang mit dem Ausmaß der Blut-/Liquor-Schrankenstörung. Je niedriger die Stimulierbarkeit, desto ausgeprägter die Schrankenstörung.

Der Befund einer erniedrigten Stimulierbarkeit der T-Zellen auf virale Antigene – obwohl $CD3^{+}$-Zellen und $CD4^{+}$-Zellen erhöht sind – kann einerseits mit der HLA-Restriktion der T-Zellen zusammenhängen. Da T-Zellen ein Antigen nur zusammen mit einem HLA-Molekül erkennen, ist bei Störungen im HLA-System mit einer verminderten Reaktion der T-Zellen auf antigene Stimulation zu rechnen. Auch die verminderte Stimulierbarkeit in der MLC, die ja sowohl für schizophrene als auch für depressive Patienten nachgewiesen werden konnte, weist auf eine Störung im HLA-System hin.

Auch aus einem anderen Grund könnte die Stimulierbarkeit auf Antigene vermindert sein: bei hohen Antikörper-Titern wäre eine verminderte Reaktion auf erneute Präsentation eines Antigens zu erwarten. Da die Antikörpertiter nicht bestimmt wurden (vor allem um die Abnahme einer noch größeren Menge Blut zu vermeiden, da bereits die Menge von 80 ml auf Schwierigkeiten in der Akzeptanz bei den psychiatrischen Patienten stieß), kann letztlich nur spekuliert werden. Befunde erhöhter AK, sei es gegen spezifische Viren, seien es Auto-AK, wurden bei psychiatrischen Patienten allerdings immer wieder erhoben:z.B. bei schizophrenen Patienten erhöhte Titer für antinukleare Antikörper (DeLisi und Wyatt, 1982; Gallien et al., 1977; Villemain et al., 1987) und Antithymus-Antikörper (Kolyaskina et al., 1980), sowie erhöhte Titer von Anti-Histon-AK bei schizophrenen und depressiven Patienten (Villemain et al., 1987) und erhöhte Thyroglobulin AK bei depressiven Patienten (Nemeroff, 1991). Allerdings konnten die erhöhten AK-Titer nicht von allen Untersuchern bestätigt werden (Ganguli und Rabin, 1987b), darüber hinaus ist die Rolle medikamentöser Behandlung, insbesondere der Neuroleptika, ungeklärt (Alexander et al., 1990; Canoso et al., 1982; Gallien et al., 1977; Johnstone und Whaley, 1975; Saunders und Muchmore, 1964; Whaley et al., 1981; Zarrabi et al., 1979).

Die Korrelationen der Liquorproteinparameter mit der T-Zell-Stimulierbarkeit auf die beiden viralen Antigene legt nahe, daß diese herabgesetzte Stimulierbarkeit nicht nur einen peripheren Effekt darstellt, sondern auch mit Immun-Mechanismen des Liquors zusammenhängt und letztlich auf Geschehnisse im ZNS hinweist.

Hinweise für ein systematisch unterschiedliches Impfverhalten oder systematisch verändertes Expositionsverhalten, das ebenfalls als Grund für verändertes Stimulationsverhalten oder veränderte AK-Titer diskutiert werden kann, fand der Autor bei Patienten und Probanden nicht.

4.6. Virus-Hypothese psychiatrischer Erkrankungen

Bereits zu Beginn des Jahrhunderts wurde ein Zusammenhang zwischen der Manifestation psychotischer Störungen und infektiöser Erkrankungen postuliert. MENNINGER (1926) beobachtete eine Häufung von Dementia praecox-Fällen im Anschluß an die Influenza-Epidemie von 1918. Beachtung fanden Kasuistiken von Fällen mit Herpes-Simplex- (Schlitt et al., 1985) und Varizellen-Zoster-Enzephalitis (Ullmann und Kühn, 1988), sowie subakut sklerosierender Panenzephalitis (Duncalf et al., 1989), die wegen der im Vorfeld bestehenden psychiatrischen Symptomatik entsprechend diagnostisch eingeordnet wurden.

Andererseits fallen bei Betrachtung endogener Psychosen vielfältige Aspekte auf, die als Hinweise auf eine virale Genese gewertet werden können.

Die Manifestationsrate schizophrener Störungen, die unter in den Wintermonaten Geborenen erhöht ist (Hare und Price, 1969; Torrey et al., 1977), besonders ausgeprägte Geburtssaisonalität in Jahren mit besonders hohen Raten an Infektionserkrankungen (Watson et al., 1984), geographische Variationen, vor allem das Nord-Süd-Gefälle (Torrey, 1987), aber auch der antivirale Effekt antipsychotisch wirksamer Medikamente (Patou et al., 1986) wurden zu Erhärtung der Virushypothese herangezogen. Eine neuere Untersuchung, die bei Kindern von Müttern, die während einer schweren Grippeepedemie in England 1957 schwanger waren, fand besondere Aufmerksamkeit, da sich bei den Kindern erkrankter Mütter eine erhöhte Inzidenz für Schizophrenie zeigte (O'Callaghan et al., 1991). Bei endogenen Psychosen (vgl. Angst, 1988; Propping, 1988; Tsuang et al., 1990) und Viruserkrankungen – allerdings auch Autoimmunerkrankungen (siehe unten) – bestehen Übereinstimmungen hinsichtlich genetischer Disposition und Verlaufskriterien.

Neben IgG-Erhöhungen gegen virale Antigene im Blut (Pelonero et al., 1990a; DeLisi et al., 1986) wiesen verschiedene Untersucher bei Schizophrenen eine autochtone IgG-Bildung gegen spezifische Viren nach (siehe Tab. 22). Abgesehen von einigen Ausnahmen (Crow et al., 1979; Sequiera, 1979) blieben die Versuche, virusähnliche Agentien, Virusproteine und -genom im Liquor und im Gehirngewebe nachzuweisen, erfolglos (Aulakh et al., 1982; Mered et al., 1983; Stevens et al., 1984; Taylor et al., 1982; Taylor und Crow, 1986). Das von **Crow** (1984) eingeführte Konzept der retroviralen Genese der Schizophrenie verknüpft die Virushypothese mit genetischen Aspekten, jedoch konnten Untersuchungen (DeLisi und Sarin, 1985b; Feenstra-Kasper, 1990), die Antikörper gegen Reverse Transkriptase bzw. die Aktivität der Reversen Transkriptase in Lymphozyten bei schizophrenen Patienten bestimmten, diese Hypothese nicht bestätigen.

Tabelle 22: Liquor-Serum-Quotienten für neurotrope Viren bei schizophrenen Patienten

Untersucher	Jahr	Patienten	Viren	path. Befunde
Albrecht et al.	1980	60	CMV,HSV,Influenza Vacciniavirus	CMV-Quotient sign. erhöht
Bechter et al.	1989	19	Bornavirus	Quotient sign. erhöht
Gottlieb-Stematsky et al.	1981	41	CMV,HSV,EBV, Masernvirus	EBV-Quotient sign. erhöht
Höchtlen und Müller	1991	3	Masern	pathologisch hoch
King et al.	1985	20	CMV,HSV,VZV,Adeno- , Masern-, Mumps-, Rötelnvirus	Mumpsvirus-Quotient sign. erniedrigt
Libikova	1983	21-194	CMV,HSV,VZV, Masernvirus	HSV-Quotient sign. erhöht
Rimon et al.	1978	12	HSV,Masern-, Rötelnvirus	neg.
Rimon et al.	1986	40	CMV	neg.
Torrey et al.	1978	34	CMV,HSV,Masern-, Rötelnvirus	Masernquotient erhöht

Auch depressive Erkrankungen wurden mit einer möglichen Virusgenese in Verbindung gebracht, wobei hier nur eine Studie zum Liquor-Serum-Quotienten vorliegt (Gottlieb-Stematsky et al., 1981), die einen erhöhten Quotienten für Herpes-Simplex zeigt. Vor allem ältere Studien fanden bei Patienten mit psychotischer Depresssion – was im ICD-9 Manual der Diagnose einer endogenen Depression weitgehend entspricht – eine Erhöhung der Antikörper-Titer gegen Herpes-Simplex-Virus im Serum (Rimon et al., 1971; Capell et al., 1978). Neuere Untersuchungen liegen kaum vor (Kaschka, 1990), lediglich Pitts et al. (1989) berichten von erhöhten Antikörper-Titern gegen Epstein-Barr-Virus bei depressiven Patienten (nach DSM-III), wobei eine gewisse Abhängigkeit vom Schweregrad der Erkrankung zu beobachten war.

In diesem Zusammenhang erscheint auch der beschriebene protektive Effekt von Lithium auf erneute Exazerbationen von Herpes-Simplex-Virus-Infektionen (Amsterdam und Rybakowski, 1989) interessant.

4.7. Zusammenfassende Diskussion

Klinische Parallelen zu Autoimmunerkrankungen wie schubhafter Verlauf mit zwischenzeitlichen Remissionen, die genetische Komponente und das frühe Erkrankungsalter bei den meisten Formen führten neben Befunden von immunologischen Auffälligkeiten und HLA-Assoziationen zu der Autoimmunhypothese der Schizophrenie (wobei z. B. Dopamin-Rezeptor-stimulierende Antikörper postuliert wurden (Knight, 1982)), bzw. zur Hypothese einer viral getriggerten Autoimmunerkrankung (Knight et al., 1987).

Bisher konnte letztlich der Nachweis einer bestimmten Pathogenese für endogene Psychosen nicht erbracht werden. Zum Nachweis der Virushypothese wäre eine Isolation des Virus aus Gehirngewebe oder Liquor mit entsprechenden Verlaufsdaten notwendig, während zum Beleg der Autoimmunhypothese der Nachweis von Autoantikörpern oder autoaggressiven T-Zellen als pathologisches Agens erforderlich wäre, was bis heute nicht (vgl. DeLisi et al., 1985a; Heath et al., 1989; Sundin und Thelander, 1989; Knight et al., 1990) gelang. Daß die Autoimmun- und die Virushypothese möglicherweise zwei Seiten derselben Medaille sind, wird durch Befunde in den letzten Jahren wahrscheinlicher. So spielen Viren eine wesentliche Rolle beim molekularen Mimikry: Körpereigene Zellen werden möglicherweise durch Viren dazu gebracht, ihre zelluläre Identität – wahrscheinlich durch die Exprimierung von Oberflächenantigenen – so zu verändern, daß sie vom Immunsystem nicht mehr als 'eigen' erkannt werden. sondern für 'fremd' angesehen und deshalb attackiert werden. In diesem Zusammenhang sei an die in der Einleitung erwähnten Heat-shock-Proteine, die von gestreßten Zellen exprimiert werden und möglicherweise als körpereigene Antigene, z.B. für den γ/δ–TCR, wirken, erinnert.

Die eigenen Befunde verschiedener Auffälligkeiten des Immunsystems bei Patienten mit endogenen Psychosen sind sowohl mit der Autoimmunhypothese der endogenen Psychosen, als auch mit einer Reaktion des Immunsystems auf virale Antigene in Einklang zu bringen (vgl. Pert et al., 1988), wobei die Alterationen des peripheren Immunsystems nur als indirekter Hinweis zu werten sind. Allerdings zeigten sich eben auch Zusammenhänge peripherer immunfunktioneller Störungen mit Liquorbefunden, familiärer Belastung mit endogenen Psychosen, Krankheitsdauer und mit psychopathologischen Variablen bei den Schizophrenen, sodaß ein spezifischer Zusammenhang von Immunauffälligkeiten mit der Erkrankung wahrscheinlicher wird. Dennoch kann derzeit nicht völlig ausgeschlossen werden, daß es sich bei den immunologischen Befunden lediglich um Begleitphänomene psychiatrischer Erkrankungen handelt.

Der methodische Zugang der immunologischen Forschung zu den endogenen Psychosen ist aufgrund einer Reihe von Faktoren berechtigter methodischer Kritik ausgesetzt, die bei anderen immunologischen Erkrankungen weniger angebracht ist:

- Es gibt kein Tiermodell der endogenen Psychosen.
- Der Zugang zum ZNS ist nur indirekt bzw. post mortem möglich.
- Charakteristische morphologische Veränderungen sind nicht nachweisbar.
- Liquor cerebrospinalis – der dem ZNS 'am nächsten' ist – kann nur aus klinischer Indikation entnommen werden; möglicherweise unterliegen diese Untersuchungen deshalb einem 'Bias'.
- Im Blut wurden bisher keine spezifischen Marker für ZNS-Erkrankungen identifiziert; ob Blutparameter Vorgänge im ZNS repräsentativ widerspiegeln, ist unklar, insbesondere bei intakter Blut-Liquor Schranke.
- Die Vergleichbarkeit der Diagnosen der endogenen Psychosen sind durch verschiedene Klassifikations-systeme erschwert.
- Es ist unklar, ob Schizophrenien und affektive Psychosen pathogenetisch jeweils einheitliche Krankheitsgruppen sind.
- Schizophrenien und affektive Psychosen zeigen ähnliche Auffälligkeiten von Immunparametern.
- Die Auswirkungen von Streß auf Immunparameter sind nicht hinreichend geklärt.
- Die Auswirkungen psychotroper Medikation auf Immunparameter sind nicht hinreichend geklärt.

Aus diesen Gründen steht die Psychoneuroimmunologie auch bei der Bewältigung der Vielzahl der methodischen Probleme noch am Anfang.

Andererseits können die bisher vorliegenden psychoneuro-immunologischen Befunde Anstöße zu weiteren gezielten Untersuchungen geben, wobei die zunehmende Verfeinerung immunologischer Methodik differenziertere Aussagen ermöglichen wird.

Wie oben angedeutet, sprechen eine Reihe von Befunden dafür, daß es sich bei der Erkrankung 'Schizophrenie', ebenso wie bei 'Depression' nicht um ein einheitliches Krankheitsbild, sondern um eine Erkrankung mit möglicherweise verschiedenen pathogenetischen Ursachen handelt. Dem entsprechen Daten der Literatur, daß circa 30%-50% schizophrener Patienten immunologische Auffälligkeiten bei verschiedenen Tests aufweisen. Patienten mit familiärer Belastung, längerer Krankheitsdauer, vorherrschender Negativsymptomatik und schlechter Therapieresponse auf Neuroleptika scheinen hier, wie die vorliegende Untersuchung zeigt, eine besondere Risikogruppe zu bilden.

Einerseits sprechen eine Reihe von Befunden dafür, daß die endogenen Psychosen lediglich ein Symptommuster mit heterogenen Ursachen darstellen, andererseits legen die vorliegenden Befunde, die bei Schizophrenien und affektiven Psychosen vergleichbare immunfunktionelle und immungenetische Befunde ergaben, Parallelen beider Psychoseformen nahe und stützen somit die von *Zeller* (1834) und dessen Schüler *Griesinger* (1861) postulierte These der 'Einheitspsychose', die von *Conrad* (1959) im Sinne einer 'Universalgenese' endogener Psychosen (vgl. Rennert, 1982) mit unterschiedlicher Ausprägung interptetiert wurde.

Jüngst wurde in der biologischen Psychiatrie diese Diskussion wieder aufgenommen (Wexler, 1992). Aus der Tatsache, daß ähnliche biologische Veränderungen meist sowohl bei Schizophrenien, als auch bei affektiven Psychosen gefunden werden – sei es auf dem Gebiet der Elektrophysiologie, Neuroendokrinologie, Genetik oder eben Neuroimmunologie – wurde für weitere biologisch-psychiatrische Forschung der Ansatz vorgeschlagen, Patienten nicht so sehr nach psychopathologischen Gesichtspunkten in diagnostische Gruppen einzuordnen, sondern vielmehr auffällige biologische Parameter in zusätzliche Subklassifikationen einzubeziehen um auf diese Weise die Chance zu erhöhen, pathogenetische einheitlichere Patientengruppen zu finden. Aus der Tatsache, daß auffällige biologische Befunde jeweils nur bei einem Teil der Patienten mit Schizophrenien oder auch affektiven Psychosen gefunden wurde, wurde möglicherweise zu häufig der Schluß gezogen, daß es sich um unspezifische Veränderungen handelt; eine mögliche pathogenetische Heterogenität, die Subklassifizierungen erfordert, sollte in der biologisch-psychiatrischen Forschung in Zukunft stärker berücksichtigt werden.

5 Zusammenfassung

Die Ergebnisse von Grundlagenuntersuchungen auf den Gebieten der Neuroendokrinologie, Neuroanatomie und der Neurotransmitterforschung sowie Läsionsstudien weisen auf enge Zusammenhänge in Form von bidirektionalen kommunikativen Regulationsmechanismen zwischen Nervensystem und Immunsystem hin. Diese Befunde bilden neben klinischen und genetischen Charakteristika sowie einigen Mitteilungen aus den 30ger und 50ger Jahren über Immunauffälligkeiten bei Schizophrenien die Grundlage für die Autoimmunhypothese der Schizophrenie.

Im Kontext der Entwicklung verfeinerter immunologischer Methodik und wachsender Kenntnis der Mechanismen der Immunfunktion kam es in den letzten Jahren zu einem raschen Anwachsen der Literatur über Auffälligkeiten des Immunsystems bei schizophrenen Patienten, aber auch bei Patienten mit affektiven Erkrankungen.

Bei schizophrenen Erkrankungen dominieren Befunde, die eine Aktivierung des Immunsystems zeigen und die im Kontext einer viralen Genese oder einer (virusgetriggerten) Autoimmunerkrankung diskutiert werden.

Der Einfluß der Behandlung mit Neuroleptika auf die immunologischen in vivo Befunde scheint eher geringer zu sein, als ursprünglich angenommen wurde.

Bei affektiven Erkrankungen ist das derzeitige Bild widersprüchlich. Vor allem bei depressiven Krankheitsbildern wurde zunächst, auch in Überpretation einzelner in-vitro Befunde, eine Suppression des Immunsystems postuliert, andere Ergebnisse deuteten auf eine Aktivierung des Immunsystems hin. Insbesondere eine Differenzierung depressiver Syndrome in reaktive und psychogene Depressionen einerseits und in endogene mono- oder bipolare affektive Psychosen – bei welchen vor allem eine Aktivierung des Immunsystems beschrieben wurde – wird hier möglicherweise weitere Erhellung bringen.

In der vorliegenden Studie wurden einerseits schizophrene, andererseits affektiv erkrankte Patienten und gesunde Kontrollen multivariaten Untersuchungen des Immunsystems unterzogen, die Ergebnisse wurden mit klinischen Charakteristika insbesondere der schizophrenen Patienten in Beziehung gesetzt.

Durch eine Untersuchung des Zusammenhangs von klinischen Charakteristika und Immunparametern sollte eruiert werden, ob sich aus den Untersuchungen

Hinweise auf einen spezifischen Zusammenhang zwischen Immunauffälligkeiten und den klinischen Erscheinungsformen der Schizophrenie ergeben.

Darüber hinaus wurden Untersuchungen über gemeinsame antigene Strukturen des T-Zell-Systems im lymphatischen System und im menschlichen ZNS in Hinblick auf mögliche weitere Mechanismen der Interaktion von Immunsystem und Nervensystem durchgeführt.

Schließlich wurden ZNS-Gewebsproben von Kontrollen und Schizophrenen verglichen. Der Schwerpunkt lag dabei auf dem γ/δ-TCR, da einige Befunde dafür sprechen, daß er bei der Induktion von Autoimmunerkrankungen beteiligt ist, obwohl letztlich eine biologische Funktion des γ/δ-TCR, insbesondere auf nicht-lymphatischem Gewebe, nicht geklärt ist.

Die Kombination von Immunhistochemie und PCR sollte dabei die Expression und Lokalisation des γ/δ-TCR mit unterschiedlichen Methoden untersuchen.

Die Ergebnisse waren:

1. Immunhistochemische Untersuchungen von humanem ZNS-Gewebe mit monoklonalen AK gegen die γ/δ-Region des T-Zell-Rezeptors und gegen die CD3 und CD4 Epitope des T-Zell-Systems weisen auf gemeinsame antigene Strukturen des ZNS und des lymphatischen System hin.
   Mit der PCR konnte dieser Befund für den γ/δ-TCR unterstrichen werden.
   Eine Expression des γ/δ-TCR zeigte sich bei den immunhistochemischen Untersuchungen auch auf neuronalem Gewebe.
   Die untersuchten Epitope ließen sich sowohl auf Kontrollgewebe, als auch auf schizophrenem ZNS-Gewebe nachweisen. Auf der Basis der bisherigen Untersuchungen läßt sich eine verstärkte Expression des γ/δ-TCR auf schizophrenem ZNS-Gewebe jedoch nicht belegen.
2. Im Lymphozytentransformationstest zeigten die Lymphozyten schizophrener Patienten vor der Behandlung mit Neuroleptika bei Stimulation mit Protein A ein den Kontrollen entsprechendes Stimulationsverhalten, bei Stimulation mit PWM und PHA eine erhöhte Stimulationsrate im Vergleich zu Kontrollen.
   Zwischen Vor- und Nachuntersuchung fand sich kein Unterschied im Stimulationsverhalten.
   Bei Patienten mit affektiven Psychosen wurde im Lymphozytentransformationstest ein ähnliches Ergebnis wie bei Schizophrenen erzielt.
3. Nach Stimulation mit verschiedenen Antigenen zeigte sich bei schizophrenen Patienten entweder kein Unterschied zu Kontrollen oder eine erniedrigte Stimulierbarkeit. Lediglich nach Stimulation mit dem Antigen-Cocktail war die Lymphozytenstimulierbarkeit erhöht.
   Auch bei der Antigenstimulation ließ sich keine 'Normalisierung' des Stimulationsverhaltens bei der Nachuntersuchung beobachten.
   Patienten mit affektiven Psychosen wiesen auch hier ähnliche Ergebnisse wie schizophrene Patienten auf.

4. Die Analyse der T-Lymphozyten und deren Subpopulationen mittels monoklonaler Antikörper zeigte bei schizophrenen Patienten bei der Voruntersuchung einen erhöhten Prozentanteil von $CD3^+$- und $CD4^+$-Lymphozyten, sowie ein erhöhtes $CD4^+/CD8^+$-Verhältnis. Der Anteil von $CD8^+$-Lymphozyten unterschied sich nicht von dem der Kontrollen.
   Bei den Lymphozytenzahlen fand sich bei der Nachuntersuchung ebenfalls keine 'Normalisierung'.
   Auch hier konnten bei Patienten mit affektiven Psychosen ähnliche Ergebnisse wie bei schizophrenen Patienten beobachtet werden.
5. Die Ergebnisse der Assays zur Bestimmung der Hemmung durch ConA stimulierte Lymphozyten korrespondierten mit den anderen Befunden: bei der Voruntersuchung schizophrener Patienten war die Hemmung in den Assays PHA und PWM erniedrigt.
   In der MLC zeigte sich ebenfalls eine Erniedrigung.
   Bei der Nachuntersuchung schizophrener Patienten fand sich wiederum eine signifikante Erniedrigung in den Assays PHA, PWM und in der MLC.
   Patienten mit affektiven Psychosen wiesen ebenfalls eine signifikante erniedrigte Hemmung in den ConA-stimulierten Lymphozyten-Assays und in der MLC auf, wobei kein Unterschied zwischen akut depressiven Patienten und Patienten im freien Intervall bestand.
6. Unter Berücksichtigung des Kriteriums 'familiäre Belastung mit psychiatrischen Erkrankungen' fanden sich signifikante Unterschiede im Verhältnis $CD4^+/CD8^+$: familiär-belastete Schizophrene hatten ein signifikant höheres $CD4^+/CD8^+$-Verhältnis als nicht-belastete.
   Dies zeigte sich auch für die Gesamtgruppe der Patienten mit endogenen Psychosen. Eine familiäre Belastung muß also als Risikofaktor für eine Erhöhung dieses Immunparameters angesehen werden.
7. Hochsignifikante Korrelationen zwischen $CD3^+$- und $CD4^+$-Lymphozyten und psychopathologischen Auffälligkeiten auf der BPRS-Skala bei schizophrenen Patienten bei der Nachuntersuchung weisen darauf hin, daß höhere $CD3^+$- und $CD4^+$- Lymphozytenzahlen mit schwererer Erkrankung und einem erhöhten Risiko zur Chronifizierung sowie einem schlechten Ansprechen auf Therapie mit Neuroleptika einhergehen. Möglicherweise handelt es sich um einen Prädiktor für neuroleptische Therapie-Response.
8. Die Ergebnisse der Liquoruntersuchungen (bei Patienten, die aus klinischer Indikation punktiert wurden) zeigten Zusammenhänge zwischen Liquorproteinen und einerseits Antigenstimulation, andererseits der Psychopathologie, vor allem schizophrenen Negativsymptomen.
   Niedrige Masern-, Rubella- und Tuberkulin-Stimulierbarkeit ging ebenso wie ausgeprägte Negativsymptomatik mit hohen Liquor-Albumin und -IgG Werten einher – möglicherweise ebenfalls ein Hinweis auf einen ungünstigen Erkrankungsverlauf.
9. Das Alter wirkte sich nicht auf die immunfunktionellen Befunde aus, wobei Patienten mit höherem Lebensalter aus der Studie ausgeschlossen waren.

Letztlich läßt sich eine Autoimmunhypothese oder Virushypothese der endogenen Psychosen nur durch den Nachweis eines spezifischen Agens bestätigen. Die in der vorliegenden Untersuchung nachgewiesene verringerte Hemmfunktion des Immunsystems, verbunden mit erhöhten $CD3^{+}$- und $CD4^{+}$-Lymphozyten bei Patienten mit endogenen Psychosen ließe sich sowohl im Rahmen eines Autoimmunprozesses als auch eines viralen Geschehen einordnen, wobei Faktoren einer familiären Belastung mit psychiatrischen Erkrankungen eine Rolle zu spielen scheinen.

Daß sich ähnliche Immunauffälligkeiten sowohl bei schizophrenen als auch bei affektiven Erkrankungen finden, stimmt insofern mit der Literatur überein, als neuroendokrinologische, genetische, neuroradiologische und neurophysiologische Untersuchungen sowie Liquorstudien in Hinblick Neurotransmitter ebenfalls vergleichbare Befunde bei Patienten mit affektiven Erkrankungen und Schizophrenien zeigen.

Auch die vielfältigen methodischen Probleme, etwa in Hinblick auf die Aussagekraft von Blutuntersuchungen für ZNS-Prozesse, die Unspezifität der gemessenen Immunparameter, die Patientenauswahl bei Liquoruntersuchungen, die psychiatrisch-diagnostische Klassifizierung und Probleme der post-mortem Untersuchungen müssen bei der kritischen Bewertung der Befunde berücksichtigt werden

Zusammenhänge insbesondere der erhöhten $CD3^{+}$- und $CD4^{+}$-Lymphozyten mit der familiären Belastung mit psychiatrischen Erkrankungen, sowie mit psychopathologischen Auffälligkeiten, mit Variablen des Liquor cerebrospinalis und der Krankheitsdauer bei Schizophrenen – also mit klinischen Charakteristika – legen allerdings nahe, daß diese Befunde nicht nur Epiphänomene psychiatrischer Erkrankungen darstellen, sondern in einem spezifischeren Zusammenhang mit diesen stehen.

6 Literaturverzeichnis

Abraham A.D., Buga,G.: 3H-testosterone distribution and binding in rat thymus cells in vivo. Molecular and Cellular Biochemistry 13 (1976)157-163.

Ader R.: Psychoneuroimmunology. Academic Press, New York (1980).

Ader R., Felten D., Cohen N.: Interactions between the brain and the immune system. Annu. Rev. Pharmacol. Toxicol. 30 (1990) 561-602.

Ader R., Felten D.L., Cohen N.: Psychoneuroimmunology II. Academic Press, New York (1991).

Ahokas A., Koskiniemi M.L., Vaheri A., Rimon R.: Altered white cell count, protein concentration and oligclonal IgG bands in the cerebrospinal fluid of many patients with acute psychiatric disorders. Neuropsychobiol. 14 (1985) 1-4.

Albert E.D., Götze D.: The major histocombatibility system in men and animals. Springer Verlag, Berlin, Heidelberg, New York (1977) pp7-77.

Albert E.D., Baur M.P., Mayr W.R. (Eds.): Histocompability testing 1984. Springer Verlag, Berlin, New York (1984).

Albrecht J., Heldermann J.H., Schlessner M.A., Rash A.J.: A controlled study of cellular immune function in affective disorders before and during somatic therapy. Psychiatry Res. 15 (1985) 185-193.

Albrecht P., Boone E., Torrey E.F., Hicks J.T., Daniel N.: Raised cytomegalovirus antibody level in cerebrospinal fluid of schizophrenic patients. Lancet II (1980) 769-772.

Alexander R.C., Coggiano M.A., Wyatt R.J.: Failure to find interference between Anti-HLA antibodies and chlorpromazine. Biol. Psychiatry 27 (1990) 642-648.

Altshuler L.L., Plaeger-Marschalls, Richeimer S., Daniels M., Baxter L.R. jr: Lymphocyte function in major depression. Acta Psychiat. Scand. 80 (1989) 132-136.

Amsterdam J.D., Rybakowski J.: Antiviral action of Lithium carbonate in preventing recurrent herpes simplex virus infections. Biol. Psychiatry 25 (1989) 91A.

Andus K.L., Gordon M.A.: Tricyclic antidepressant effects on the immune system lymphocyte response. J. Immunopharmacol. 4 (1982) 13-27

Angst J.: Genetik affektiver Erkrankungen. Münch. Med. Wschr. 130 (1988) 161-164.

Angst J., Battegay R., Bente D., Berner P., Broeren W., Cornu F., Dick P., Engelmeier M.P., Heimann H.,Heinrichs K., Helmchen H., Hippius H., Pöldinger W.,Schmidlin P., Schmitt W., Weis P.: Das Dokumentationssystem der Arbeitsgemeinschaft fnr Methodik und Dokumentation in der Psychatrie (AMP). Arzneim. Forsch. 19 (1969) 399-405.

Antel J., Brown M., Nicholas M.K., Blain M., Noronha A., Reder A.: Activated suppressor cell function in multiple sclerosis - clinical correlations. J. Neuroimmunol. 17 (1988) 323-330.

Armkraut A., Solomon G.F., Allansmith M., McClellan B., Rapaport M.: Immunoglobulins and improvement in acute schizophrenic reactions. Arch. Gen. Psychiatry 285 (1973) 673-677.

Arrenbrecht S.: Specific binding of growth hormone to thymocytes. Nature 252 (1974) 255-257.

Aschauer H.N., Resch F., Aschauer-Treiber G.: Affektive Störungen, Immunsystem und psychische Einflüße auf körperliche Erkrankungen. In: Kaschka W.P., Aschauer H.N. (Hrsg): Psychoimmunologie. Thieme Verlag, Stuttgart (1990).

Atkins M.B., Gould J.A., Allegretta M., Li J.J., Dempsey R.A., Rudders R.A., Parkinson D.R., Reichlin S., Mier J.W.: Phase I evaluation of recombinant interleukin-2 in patients with advanced malignant disease. J. Clin. Oncol. 4 (1986) 1380.

Aulakh G.S., Kleinman J.E., Aulakh H.S., Albrecht P., Torrey E.F., Wyatt R.J.: Search of cytomegalovirus in schizophrenic brain tissue. Proc. Soc. Exp. Biol. Med. 167 (1982) 172-174.

Axelsson R., Martensson E., Alling C.: Impairment of the blood-brain barrier as an aetiological factor in paranoid psychosis. Brit. J. Psychiatry 141 (1982) 273-281.

Baker G.A., Syntalo R., Blumenstein J.: Effects of psychotropic agents upon the blastogenic response on human T-lymphocytes. Biol. Psychiatry 12 (1977) 159-169.

Baker G.H., Byron N.A., Irani M.S., Brewerton D.A., Hobbs J.R., Wood R.J., Nagvekar N.M.: Stress, cortisol and lymphocyte subpopulations. Lancet I (1984) 574.

Barnett A.H., Eft C., Leslie R.D.G., Pyke D.A.: Diabetes in identical twins. A study of 200 pairs. Diabetologia 20 (1981) 87-93.

Barsi J., Rihmer Z., Lajos J., Czecze E., Varga M., Arato M.: Reduced cellular immune function in depression and mania. Psychiatry Res. 29 (1989) 235-237.

Bartrop R.W., Lazarus L., Luckhurst E., Kilch L.G., Penny R.: Depressed lymphocyte function after bereavement. Lancet I (1977) 834-836.

Bauer K., Kornhuber J.: Blood-cerebrospinal fluid barrier in schizophrenic patients. Eur. Arch. Psychiat. Neurol. Sci. 236 (1987) 257-259.

Bauer M.P., Neugebauer M., Sigmund M., Luton T., Mayr W.R., Albert E.D.: Population analysis on the basis of deduced haplotypes from random families. In: Albert E.D., Bauer M.P., Mayr W.R. (Hrsg): Histocompatibility testing. Springer Verlag, Berlin, New York (1984) 331-341.

Bechter K., Herzog S., Schüttler R., Rott R.: Die Borna`sche Erkrankung - wahrscheinlich eine menschliche Krankheit: Neue Ergebnisse. In: Saletu B. (Hrsg): Biologische Psychatrie. Thieme, Stuttgart, New York (1989) 17-21.

Beckmann L.C., Perris C., Strandman E., Wählby L.: HLA-antigens and affective disorders. Hum. Hered. 28 (1978) 96-99.

Begemann H., Rastetter J., Kaboth W.: Klinische Hämatologie. Thieme Verlag, Stuttgart (1975).

Benkert O., Hippius H.: Psychiatrische Pharmakotherapie. Springer, Berlin, New York (1986^3).

Bennahum D.A., Troup G.M., Rada R.T., Kellner R., Ryner T.: HLA antigenes in schizophrenia and manic-depressive mental disorders. Clin. Res. 25 (1977) 114.

Berglund S., Gottfried C.G., Gottfried I., Stormby K.: Chlorpromazine - induced antinuclear factors. Acta Med. Scand. 187 (1970), 67-74.

Berkenbosch F., Van Oers J., Del Ray A., Tiders F., Besedovsky H.O.: Corticotropin-releasing factor-producing neurons in the rat activated by interleukin-1. Science 238 (1987) 524-526.

Berle E.J., Thorsby J.R., Thorsby E.: The proliferative T-cell response to herpes simplex virus (HSV) antigenes restricted by self HLA-D. Clin. Exp. Immunol. 39 (1980) 668-675.

Bernton E.W., Beach J.E., Holaday J.W., Smallridge R.C., Fein H.: Releasing of multiple hormones by a direct action of interleukin-1 on pituitary cells. Science 238 (1987) 519-521.

Bertrams J., Rittner C.: Der HLA-Komplex. Immungenetische Steuerzentrale des Menschen. Dtsch. Med. Wochenschr. 106 (1981) 927-932.

Bersani G., Valerie M., Cavallari S., Piazza A., Ciani N., Casciani C.U.: The HLA-system as a genetic marker of affective disorders. Reports on a population from central Italy, with comments on methodology. Biol. Psychiatry 20 (1985) 1328-1331.

Besedovsky H.O., Sorkin E.: Network of immune-neuroendocrine interactions. Clin. exp. Immunol. 27 (1977) 1-12.

Besedovsky H.O., Del Ray A., Sorkin E.: Neuroendocrine immunoregulation. In Fabris N., Garaci E., Hadden J., Mitchison N.A. (Eds.): Immunoregulation. Plenum Press , New York (1983a) 315-339.

Besedovsky H.O., Del Ray A., Sorkin E., Da Prada M., Burri R., Honegger C.: The immune response evokes changes in brain noradrenergic neurons. Science 221 (1983b) 564-566.

Besedovsky H.O., Del Ray A., Sorkin E., Dinarello C.A.: Immunregulatory feedback between interleukin-1 and glucocorticoid hormones. Science 233 (1986) 652-654.

Biziere K., Guillaumin J.M., Degenne D., Bardos P., Renoux M., Renoux G.: Lateralized neocortical modulation of the T-cell lineage. In: Guillemin et al. (Eds.): Neural modulation of immunity. Raven Press, New York (1985) 81-94.

Blalock J.E.: The immune system as a sensory organ. J. Immunol. 132 (1984) 1067-1070.

Blalock J.E., Johnson H.M., Smith E.M., Torres B.A.: Enhancement of the invitro antibody response by thyrotropin. Biochem. Biophys. Res. Comm. 25 (1984) 36.

Bock E.: Immunoglobulins, prealbumin, transferrin, albumin and a_2-macroglobulin in cerebrospinal fluid and serum in schizophrenic patients. Birth defects 14 (1978) 283-295.

Bock E., Rafaelsen O.J.: Schizophrenia: Proteins in blood and cerebrospinal fluid. Dan. Med. Bull. 21 (1974) 93-105.

Bock E., Weeke B., Rafaelsen O.J.: Serum proteins in acutely psychotic patients. J. Psychiat. Res. 9 (1971) 1-9.

Boehme D.H., Cottrell J.C., Dohan F.C., Hillegass L.M.: Demonstration of nuclear and cytoplasmatic fluorescence in brain tissues of schizophrenic and nonschizophrenic patients. Biol. Psychiatry 8 (1974) 89-94.

Bogerts B: Die Hirnstruktur Schizophrener und ihre Bedeutung für die Pathophysiologie und Psychopathologie der Erkrankung. Thieme, Stuttgart, NY (1990)

Bondy B., Ackenheil M., Birzle W., Elbers R., Fröhler M.: Catecholamines and their receptors in blood: Evidence for alterations in schizophrenia. Biol. Psychiatry 19 (1984) 1377-1393.

Bondy B., Ackenheil M., Ertl M., Ruppert Th.: Spiperone binding in lymphocytes: part of a specific dopamine transport system. In: 1st International congress ISNIM. Florence, Italy, May 23-26, 1990 (abstract).

Bondy B., Müller N., Hofschuster E., Ackenheil M.: Biological parameters in lymphocytes from schizophrenic patients:predictors for the therapeutic response and outcome? ClinicalNeuropharmacology 15 (Suppl.1) 1992, 4B

Boranic M., Pericic D., Poljak-Blazi M., Sverko V., Marotti T.: Suppression of immune response in rats by stress and drugs interfering with metabolism of serotonin. Ann. NY Acad. Sci. 496 (1987) 485-491.

Borst J., Vroom T.M., Bos J.D., Van Dongen J.J.M.: Tissue distribution and repertoire selection of human γ/δ Tcells: Comparison with the murine system. In: Pfeffer K., Heeg K., Wagner H., Riethmüller G. (Hrg.) Function and specifity of γ/δ T cells. Springer Verlag Berlin, NY (1991) 41-46

Bortz J.: Statistik für Sozialwissenschaftler. Springer Verlag, Berlin, New York (1989).

Bos J.D., Teunissen M.B.M., Cairo I., Krieg S.R., Kapsenberg M.L., Das P.K., Borst J.: T cell receptor gd bearing cells in normal human skin. J. Invest. Dermatol. 94 (1990) 37-42

Boyum A.: Separation of leukocytes from blood and bone marrows. Scand. J. Clin. Lab. Invest. 21 Suppl. 97 (1968) 1.

von Brauchitsch H.: Antinuclear factors in psychiatric disorders. Am. J. Psychiatry 128 (1972) 1552-1554.

Breder C.D., Dinarello C.A., Saper C.B.: Interleukin-1 immunoreactive innervation of human hypothalamus. Science 240 (1988) 321-324.

Bresnihan H., Jasin H.E.: Suppressor function of peripheral blood mononuclear cells in normal individuals and in patients with systemic lupus erythematosus. J. Clin. Ivest. 59 (1977) 106-116.

Broff M.D., Jonson M.E., Geha R.S.: Nature of the immunogenic moiety recognized by human T-cells proliferating in response to tetanus toxoid antigen. Eur. J. Immunol. 11 (198 1) 365-371.

Brooks W.H., Cross R.J., Roszmann T.L., Markesbery W.R.: Neuroimmunomodulation and facilitation. Ann. Neurol. 12 (1982) 56-61.

Brown K.W., White T.: HLA-antigens in chronic schizophrenia. Biol. Psychiatry 29 (1991) 511-513.

Bruetsch W.L., Bahr M.A., Skobba J.S., Dieter W.J.: The group of dementia praecox patients with an increase of the protein content of the cerebrospinal fluid. J. Nerv. Ment. Dis. 95 (1942) 662-679.

Budka H., Majdic O.: Shared antigenic determinants between human hemopoetic cells and nervous tissues and tumors. Acta. Neuropathol. (Berl.) 67 (1985) 58-66.

Bulloch K., Moore R.Y.: Innervation ot the thymus gland by brain stem and spinal cord in mouse and rat. Am. J. Anat. 162 (1981) 157-166.

Bulloch K.: Neuroanatomy of lymphoid tissue: A review. In: Guillemin R. et al. (Eds.): Neural modulation of immunity. Raven Press, New York (1985) 111-142.

Burch P.R.J.: Autoimmunity: Some ethiological aspects. Inflammatory polyarthritis and rheumatoid arthritis. Lancet I (1963a) 1253-1257.

Burch P.R.J.: Mutation, autoimmunity and ageing. Lancet II (1963b) 299-300.

Burchiel S.W., Melmon K.L.: Augmentation of the in vitro humoral immune response by pharmacologic agents. In: An explanation for the differential enhancement of humoral immunity via agents that elevate cAMP. Immunopharmacol. 1 (1979) 137-150.

Cake M.H., Litwack G.: The glucocorticoid receptors. In: Litwack G. (ed.): Biochemical actions of hormones. Academic Press Vol. 3, New York (1975) 317-390.

Calabrese J.R., King M.A., Gold P.L: Alterations in immunocompetence during stress, bereavement and depression: focus on neuroendocrine regulation. Am. J. Psychiatry 144 (1987) 1123-1134.

van Calker D.: Interleukin-1 im Zentralnervensystem. In: Kaschka W.P., Aschauer H.N. (Hrsg): Psychoimmunologie. Thieme Verlag, Stuttgart (1990) 32-42.

Calvo W.: The innervation of the bone marrow in laboratory animals. Am. J. Anat. 113 (1968) 315-328.

Campbell J., Crowe R.R., Goeken N., Pfohl B., Pauls D., Palmer D.: Affective disorders not linked to HLA in a large bipolar kindred. J. Affective Dis. 7 (1984) 45-51.

Campion D., Leboyer M., Hillaire D., Halle l.,Gorwood Ph., Cavelier B., Soufflet M.F., d'Amato T., Muller B., Kaplan C., Jay M., Clerget-Darpoux F.: Relationship of HLA to Schizophrenia not supported in multiplex families. Psychiatry Res. 41 (1992) 99-105.

Canoso R.T., Lewis M.E., Yunis E.J.: Association of HLA-BW 44 with chlorpromazine induced autoantibodies. Clin. Immunol. Immunopathol. 25 (1982) 278-282.

Canoso R.T., Romero J.A., Yunis E.J.: Immunogenetic markers in chlorpromazine-induced tardive dyskinesia. J. Neuroimmunol. 12 (1986) 247-252.

Cantell K., Pulkkinen E., Elosno R., Suoninen J.: Effect of interferon on severe psychiatric diseases. Ann. Clin. Res. 12 (1980) 131-132.

Cappel R., Gregoire F., Thiry L., Sprecher B.S.: Antibody and cell-mediated immunity to herpes simplex virus in psychotic depression. J. Clin. Psychiatry 39 (1978) 266-268.

Caroll B.J.: The dexamethason supression test for melancholia. Br. J. Psychiatry 140, (1982) 292-304.

Carrier M., Russell D.H., Wild J.C., Emery R.W., Copeland J.G.: Prolactin as a marker of rejection in human heart transplantation. Heart Transplant. 6 (1987) 290-292.

Coffey C.E., Sullivan I.L., Rice J.R.: T-lymphocytes in schizophrenia. Biol. Psychiatry 18 (1983) 113-119.

Conrad K.: Das Problem der "nosologischen Einheit" in der Psychiatrie. Nervenarzt 30 (1959) 11.

Cosyns P., Maes M., Vandewonde M., Stevens W., Clerk L., Schotte C.: Impaired mitogen-induced lymphocyte responses and the hypothalamic-pituitary-adrenal axis in depressive disorders. J. Affect Dis. 16 (1989) 41-48.

Crotti: Thyroid and Thymus. Lea & Febinger, Philadelphia (1918) 536-559.

Crow T.J., Ferrier J.N., Johnstone E.C., McMillan J.F., Owens D.G.P., Parry R.P., Tyrell D.A.J.: Characteristics of patients with schizophrenia or neurological disorders and virus-like agent in cerebrospinal fluid. Lancet I (1979) 842-844.

Crow T.J.: A re-evaluation of the viral hypothesis: Is psychosis the result of retroviral integration at a site close to the cerebrol dominance gene ? Br. J. Psychiatry 145 (1984) 243-253.

Dameshek W.: White blood cells in dementia praecox and dementia paralytica. Arch. Neurol. Psychiatry 24 (1930) 855.

Darko D.F., Gillin J.C., Risch S.C., Bulloch K., Golshan S., Tasevska Z., Hamburger R.N.: Immune cells and the hypothalamic-pituitary axis in major depression. Psychiatry Res. 25 (1988a) 173-179.

Darko D.F., Rose J., Gillin J.C., Golshan S., Baird S.M.: Neutrophilia and lymphopenia in major mood disorders. Psychiatry Res. 25 (1988b) 243-251.

Darko D.F., Gillin J.C., Risch S.C., Bulloch K., Golshan S., Tasevska Z., Hamburger R.N.: Mitogen stimulated lymphocyte proliferation and pituitary hormones in major depression. Biol. Psychiatry 26 (1989) 145-155.

Darko D.F., Wilson N.W., Gillin J.C., Golshan S.: A critical appraisal of mitogen-induced lymphocyte proliferation in depressed patients. Am. J. Psychiatry 148 (1991) 337-344.

Dausset J., Breci H.: Identical nature of leucocyte antigens detectable in monocygotic twins by means of immune isoleuco-agglutinin. Nature 180 (1957) 1430.

De Jongh B.M., Verhoeven W.M.A., Van Ree J.M., De Wied D., Van Rood J.J.: HLA, and the response to treatment with gamma type endorphins in schizophrenia. J. Immunogenet. 9 (1982) 381-388.

DeLisi L.E., Neckers L.M., Weinberger D.R., Shilling D., Wyatt R.J.: Quantitative determinations of immunoglobulins in CSF and plasma of chronic schizophrenic patients. Br. J. Psychiatry 139 (1981) 513-519.

DeLisi L.E., Goodman S., Neckers L.M., Wyatt R.J.: An analysis of lymphocyte subpopulations in schizophrenic patients. Biol. Psychiatry 17 (1982a) 1003-1009.

DeLisi L.E., Wyatt R.J.: Abnormal immune functioning in schizophrenic patients. Psychopharmacol. Bull. 18 (1982b) 158-163.

DeLisi L.E., Ortaldo J., Maluish A.: Deficient natural killer cell (NK) activity and macrophage functioning in schizophrenic patients. J. Neural. Transm. 58 (1983) 99-106.

DeLisi L.E.: Is immune disfunction associated with schizophrenia ? Psychopharmacol. Bull. 20 (1984) 509-513.

DeLisi L.E., Weber R.J., Pert C.B.: Are there antibodies against brain in sera from schizophrenic patients ? Biol. Psychiatry 20 (1985a) 94-119.

DeLişi L.E., Sarin P.S.: Lack of evidence for retrovirus infection in schizophrenic patients. Br. J. Psychiatry 146 (1985b) 674.

DeLisi L.E., Smith S.B., Hamovit J.R., Maxwell M.E., Goldin L.R., Dingman C.W., Gershon E.S.: Herpes simplex virus, cytomegalovirus and Epstein- Barr virus antibody titres in sera from schizophrenic patients. Psychological Med. 16 (1986) 757-763.

De Pelchin A., Letesson J.J: Adrenaline influence on the immune response. I. Accelerating of surpressor effects according to the time of application. Immunol. Lett. 3 (1981a) 199-205.

De Pelchin A., Letesson J.J: Adrenaline influence on the immune response. II. Its effects through action on the supressor T-cells. Immunol. Lett. 3 (1981b) 207-213.

De Souza EB: Identification, localisation and modulation of Interleukin-1 receptors in the central nervous system. Neuropsychopharmacology 10/1 (1994) 830S

Deberdt A., Van HoorenJ., Biesbrouk M., Amery W.: Antinuclear factor-positive mental depression: a single disease entity? Biol. Psychiatry 11 (1976) 69-74.

Dencker S.J., Malm U.: Protein pattern of cerebrospinal fluid in mental disease. Acta Psychiat. Scand. (Suppl) 203 (1968) 105-109.

Denicoff KD, Rubinoff DR, Papa MZ, Simpson C, Seipp CA, Lotze MT, Chang AE, Rosenstein D, Rosenberg SA: The neuropsychiatric effects of treatment with Interleukin-2 and lymphokine-activated killer cells. Ann Intern Med 107 (1987) 293-300

Denny D.R., Stephenson L.A., Penick E.C., Weller R.A.: Lymphocyte subclasses and depression. J. Abnormal Psychol. 97 (1988) 499-502.

Devoino L., Eliseeva L., Eremina O., Idova G., Cheido M.: 5-hydroxytryptophan effect on the development of the immune response, IgM and IgG antibodies and rosette formation in primary and secondary responses. Eur. J. Immunol. 5 (1975) 394-399.

De Vries R.R.P., Kreeftenberg H.G., Loggen H.G., van Rood J.J.: In vitro immune responsiveness to vaccinia virus and HLA. N. Engl. J. Med. 297 (1977) 692-696.

Dickmeis E., Soeberg B., Svejgard A.: Human cell-mediated cytotoxicity against modified target cells is restricted by HLA. Nature 270 (1977) 526-528.

Dieterle D.M., Albus M.I., Eben E., Ackenheil M., Rockstroh W.: Preliminary experiences and results with the Munic version of Andreasen scale. Pharma-copsychiatry 19 (1986) 96-100.

Dinarello C.A.: Interleukin-1. Rev. Infect. Dis. 6 (1984) 51-95.

Doherty P.C.: Virus-immune T-cells and the major histocompatibility complex: Evolution of some bacic concepts over the past two years. Experientia 42 (1986) 972-977.

Doherty P.C., Allan W., Eichelberger M., Hou S, Bottomly K., Carding S.: Involvement of γ/δ T cells in respiratory virus infections. In: Pfeffer K., Heeg K., Wagner H., Riethmüller G. (Hrsg.) Function and specifity of γ/δ T cells. Springer Verlag Berlin, NY (1991) 291-296.

van Dongen J.J.M., Comans-Bitter W.M., Friedrich W.,Neijens H.J., Belohradsky B.H., Kohn T., Hagemeijer A., Borst J.: Analysis of patients with DiGeorge anomaly provides evidence for extrathymic development of TcR-γ/δ $^+$lymphocyte in man. In: Van Dongen J.J.M. (ed): Human T-cell Differentiation. Gegevens Kominklijke Bibliotheek, Den Haag (1991).

Dorian B., Garfinkel P.E., Brown G.: Aberrations in lymphocyte subpopulations and functions during psychological stress. Clin. Exp. Immunol. 50 (1982) 132-138.

Dorian B., Garfinkel P.E., Brown G., Shore A., Gladman D., Keystone E.: Occupational stress and immunity. Psychom. Med. 47 (1985) 77.

Dorian B., Garfinkel P.E.: Stress, immunity and illness a review. Psychol. Med. 17 (1987) 393-422

Dumonde D.C., Pulley M.S., Hamblin A.S., Singh A.D., Southcott B.M., O`Conell D., Paradinas F.J., Robinson M.R.G., Rigby C.C., den Hollander F., Schuurs A., Verheul H., van Vliet E.: Short-term and long-term administration of lymphoblastoid cell line lymphokine (LCL-LK) to patients with advanced cancers. In: Goldstein A.L., Chirigos M.A. (Eds): Lymphokines and thymic hormones: Their potential utilisation in cancer therapeutics. Raven Press, New York (1985) 301-318.

Duncalf C.M., Kent J.N.G., Harbord M., Hicks E.P.: Subacute sclerosing panencephalitis presenting as schizophreniform psychosis. Brit. J. Psychiatry 155 (1989) 557-559.

Dunn A.J.: Systemic interleukin-1 administration stimulates hypothalamic norepinephrine metabolism paralleling the increased plasma corticosterone. Life Sci. 42 (1988).

Dutton R.W.: Inhibitory and stimulatory effects of concanavalin A on the response of mouse spleen cell suspensions to antigen. J. Exp. Med. 136 (1972) 1445.

Eberhard G., Franzen G., Low B.: Schizophrenia susceptibility and HLA-antigens. Neuropsychobiology 1 (1975) 211-257.

Eckstein R.: Die zelluläre Immunität bei chronischer lymphatischer Leukämie und Lymphogranulomatose im Vergleich zu Normalpersonen – eine lymphozytenkinetische Untersuchung. Inauguraldissertation, München (1978).

Eckstein R., Mempel W., Bolte H.D.: Reduced suppressor cell activity in congestive cardiomyopathy and in myocarditis. Circulation 65 (1982) 1224-1229.

Eckstein R., Mempel W., Heim M.U., Bolte H.D.: The role of human leukocyte antigen genes and low suppressor cell activity in the pathogenesis of myocarditis and dilated cardiomyopathy. In: Bolte H.D. (ed): Viral heart disease. Springer Verlag, Berlin, New York (1984) 150-161.

Eckstein R., Huhn D., Schneider B., Heim M.U., Peltz F., Müller R., Edelmann M., Löhr G., Mempel W.: Beeinflußung immunfunktioneller Parameter bei Histiozytose-X durch Thymostimulin. Arzneim. Forsch. 35 (1985) 155-162.

Ellison MD, Povlishock JT, Merchant RE: Blood-brain barrier dysfunction in cats following recombinant interleukin-2 infusion. Cancer Res 47 (1987) 5765-5770

Ellison MD, Krieg RJ, Povlishock JT: Differential central nervous responses following single and multiple recombinant interleukin-2 infusions. J Neuroimmunol 28 (1990) 259-260

Ellner J.J., Schacter B.Z., Bhe F.T.: Tuberculin response of lymphocytes from human skin test non- reactors: Evidence for in vitro primary sensitization of T-Lymphocytes. Cell. Immunol. 45 (1979) 213-220.

Esiri M.M., Reading M.C., Squier M.V., Hughes J.T.: Immunocytochemical characterisation of the macrophage and lymphocyte infiltrate in the brain in six cases of human encephalitis of varied aetiology. Neuropathol. and Appl. Neurobiol. 15 (1989), 289-305.

Farris E.J.: Increase in lymphocytes in healthy persons under certain emotional states. Am. J. Anat. 63 (1938) 297-322.

Feenstra-Kasper A.: Untersuchungen zur Virushypothese der Schizophrenien. In: Kaschka W.P., Aschauer H.N. (Hrsg) Psychoimmunologie, Thieme, Stuttgart, New York(1990).

Felten D.L., Felten S.Y., Carlson S.L., Olschowka J.A., Livnat S.: Noradrenergic and peptidergic innervation of lymphoid tissue. J. Immunol. 135 (1985) 755s-765s.

Ferguson R.M., Schmidtke J.R., Simmons R.L.: Effect of psychoactive drugs on in vitro lymphocyte activation. In: Bergsma D., Goldstein A.L. (eds): Birth defects: original article series Vol. XIV, 5 (1978) 379-404.

Ferlmann P., Nilsson H., Leon M.A.: Inhibitation of cytotoxicity of lymphocytes by concanavalin A in vitro. Science 168 (1970) 1112.

Fessel W.J.: Autoimmunity and mental illness: Preliminary report. Arch. Gen. Psychiatry 6 (1962) 320-323.

Fessel W.J.: The 'antibrain' factors in psychiatric patients' sera. Arch. Gen. Psychiatry 8 (1963) 614-621.

Fierz W., Endler B., Reske K., Wekerle H., Fontana A.: Astrocytes as antigen presenting cells. I. Induction of Ia antigen expression on astrocytes by T-cells via immune interferon and its effects on antigen. J. Immunol. 134 (1985) 3785-3793.

Fieve R.R., Blumenthal B., Little B.:The relationship of atypical lymphocytes, phenothiazines, and schizophrenia. Arch. Gen. Psychiatry 15 (1966) 529-534.

Fischer E., Lenhard V., Seifert P., Kluge A, Johannsen R.: Blood transfusion-induced suppression of cellular immunity in men. Human. Immunol. 3 (1980) 187- 194.

Fontana A., Weber E., Deyer J.M.: Synthesis of interleukin-1/endogenous pyrogen in the brain of endotoxin treated mice: a step in fever induction. J. Immunol. 133 (1984a) 1696-1698.

Fontana A., Fierz W., Wekerle H.: Astrocytes present myelin basic protein to encephalitogenic T-cell line. Nature 307 (1984b) 273-276.

Forsgren A., Sjöquist J.: Protein A from S. aureus. I. Pseudoimmune reaction with human gammaglobulin. J. Immunol. 97 (1966) 822-827.

Forsgren A., Svedjelund A., Wigzell H.: Lymhocyte stimulation by Protein A of staphylococcus aureus. Eur. J. Immunol. 6 (1976) 207-213.

Fuchs D., Hansen A., Reibnegger G.: Neopterin as a marker for activated cell mediated immunity. Immunol. Today 9 (1988) 150-155.

Fudenberg H.H.: Genetically determined immune deficiency as the predisposing cause of "autoimmunity" and lymphoid neoplasma. Am. J. Med. 51 (1971) 295-298.

Funke J., Hahn A. Rieber E.P., Weiss E., Riethmüller G.: The cellular receptor ($CD4^+$) of the human immunodeficiency virus is expressed on neurons and glia cells in human brain. J. Exp. Med. 165 (1987) 1230-1235.

Gallien M., Schnetzler J.P., Morin J.: Antinuclear antibodies and lupus cells in 600 hospitalized phenothiazine treated patients. Ann. Med. Psychol. Med. 1 (1977) 237-248.

Ganguli R., Rabin B.S., Kelly R.H., Lyte M., Ragu U.: Clinical and laboratory evidence of autoimmunity in acute schizophrenia. In: Jancov B.D., Marcovic B.M., Spector N.H. (Eds.): Neuroimmune Interactions. Ann. N. Y. Acad. Sci. 496 (1987a) 676-685.

Ganguli R., Rabin B.S.: Decreased Il-2 synthesis and reduced T suppressor cells in schizophrenic patients: evidence of auto-immunity. In: Annual meeting of the American College of Neuropsychopharmacology, San Juan, Puerto Rico (1987b).

Ganguli R., Rabin B.S.: Increased Serum Interleukin 2 receptor concentration in schizophrenic and brain damaged subjects. Arch. Gen. Psychatry 46 (1989a) 292.

Ganguli R., Rabin B.S., Kelly R.H.: Multiple autoantibodies and autoimmune disease in schizophrenic patients: Evidence for an autoimmune pathogenesis. In: Interactions among CNS, Neuroendocrine and Immune systems. Pythagora Press, Rome-Milano, (1989b) 364-385.

Garson J.A., Beverley B.C.L., Coakham H.B., Harper E.I.: Monoclonal antibodies against human T-Lymphocytes label Purkinje neurones of many species. Nature 298 (1982) 375-377.

Gattaz W.F., Ewald R.W., Beckmann H.: The HLA- system and schizophrenia. A study in a German population. Arch. Psychiatr. Nervenkr. 228 (1980) 205-211.

Gattaz W.F., Beckmann H.: Das HLA-System in der psychiatrischen Forschung. Fortschr. Neurol. Psychiatrie 49 (1981) 145-151.

Geha R.S., Rosen F.S., Merler E.: Unresponsiveness of human B-lymphocytes to phytonaemagglutinin. Nature 248 (1974) 426-428.

Gelfaud E.W., Cheunz R.K., Mills G.B., Grinstein S.: Mitogens trigger a calcium independent signal for proliferation in phorbol-ester-treated lymphocytes. Nature 315 (1985) 419-420.

Gilette S., Gilette K.: Changes in thymic estrogen receptor expresssion following orchidectomy. Cell. Immunol. 42 (1979) 194-196.

Gillis S., Crabtree G.R., Smith K.: Glucocorticoid-induced inhibition of T-cell growth factor production: I. The effect of mitogen-induced lymphocyte proliferation. J. Immunol. 123 (1979) 1624.

Giron L.T., Crutcher K.A., Davis J.N.: Lymph nodes – a possible site for sympathetic neuronal regulation of immune responses. Ann. Neurol. 8 (1980) 520-525.

Giulian D., Baher T.J., Young D.G.: Interleukin-1 as a mediator of brain cell growth. In: Kluger M.J., Oppenheim J.J., Powanda M.C. (Eds.): The physiologic, metabolic and immunologic actions of interleukin-1. Alan Liss, New York (1985) 133-142.

Giulian D.: Ameboid microglia as effectors of inflammation in the central nervous system. J. Neurosci. Res. 18 (1987) 155-171.

Glaser R., Kiecolt-Glaser J.K., George J.M., Speicher C.E., Holliday J.E.: Stress, loneliness and change in herpes virus latency. J. Behav. Med. 8 (1985) 249-260.

Glaser R., Kennedy S., Lafuse W.P., Bonneau R.H., Speicher C., Hillhouse J., Kiecolt-Glaser J.K.: Psychological stress -induced modulation of Interleukin 2 receptor gene expression and Interleukin 2 production in peripheral blood leukocytes. Arch. Gen. Psychiatry 47 (1990) 707-712.

Goldin L.R., Clerget-Darpoux F., Gershon E.S.: Relationship of HLA to major affective disorders not supported. Psychiatry Res. 7 (1982) 29-45.

Goldmann Sch.F.: Das Haupthistokompatibilitätssystem und die Genetik der Zuckerkrankheit. Deutsches Ärzteblatt 79 (1982) 17.

Goldstein A.L., Rossio J., Kolyaskina G.L., Emory L.E., Overall J.E., Thurman G.B., Hatcher I.: Immunological components in schizophrenia. In: Baxter C., Melnechuk T. (Eds.): Perspectives in Schizophrenia Research. Raven Press, New York (1980) 249-262.

Gorczynski R.W., Holmes W.: Neuroleptic and antidepressant drug treatment abolishes conditioned immunosuppression in mice. Brain, Behavior, Immunity 3 (1989) 312-319.

Gorer P.A.: The genetic and antigenetic basis of tumor transplantation. J. Pathol. 44 (1936) 691-698.

Gottlieb-Stematsky T., Zonis J., Arlazoroff A., Mozes T., Sigal M., Szekely A.G.: Antibodies to epstein-barr virus, herpes simplex type 1, cytomegalovirus and measles virus in psychiatric patients. Arch. Virol 67 (1981) 333-339.

Gova R.G., Quigley K.L., Takahashi S., Reichhart R., Meites J.: Differential effect of homeostatic thymus hormone on plasma thyrotropin and growth hormone in young and old rats. Med. Ageing Dev. 49 (1989) 119.

Govaerts A., Mendlewicz J., Verbanck J.: Manic- depressive illness and HLA. Tissue antigens 10 (1977) 60-62.

Greaves M.F., Janossy D., Doenhoff M.: Activation of human T- and B-lymphocytes by polyclonal mitogens. Nature 248 (1974) 698-701.

Greenberg L.J., Gray E.D., Yanis E.J.: Association of HLA-A5 and immune responsiveness in vitro to streptococcal antigens. J. Exp. Med. 141 (1975) 935-943.

Griesinger W.: Die Pathologie und Therapie der psychischen Krankheiten. Krabbe, Stuttgart (1861).

Groh V., Porcelli S., Fabbi M., Lanier L.L., Picker L.-J., Anderson T., Warnke R.A., Bhan A.K., Strominger L.L., Brenner M.B.: Human lymphocytes bearing T-cell receptor gd are phenotypically diverse and evenly distributed throughout the lymphoid system. J. Exp. Med. 169 (1989) 1277-1295

Gunter K.C., Malek T.R., Shevach E.M.: T-cell- activating properties of an anti-Thy-1 monoclonal antibody. Possible analogy to OKT3/Leu4. J. Exp. Med. 159 (1984) 716-730.

Gupta S., Fikrig S., Orti E.: Autologous mixed lymphocyte reaction in men. Deficiency of autologous mixed lymphcyte reaction in Typ I (insulin- dependent) diabetes mellitus. J. Clin. Lab. Immunol. 11 (1983) 59-62.

Hadden J.W., Hadden E.M., Middleton J.R.:Lymphocyte blast transformation. I. Demonstration of adrenergic receptors in human peripheral lymphocytes. Cell. Immunol. 1 (1970) 583-595.

Hafler D.A., Newcombe J., Cuzner M.L., Wucherpfennig K.W.: γ/δ T-cell receptor repertoire in acute multiple sclerosis lesions. 8th Int. Congr. Immunology, Budapest (1992) Abstracts, 101

Hall N.R., Goldstein A.L.: Neurotransmitter and the immune system. In: Ader R. (Ed.): Psychoneuroimmunology. Acedemic Press, New York (1981) 521-543.

Hall N.R., McGillis J.P., Spangelo B.L., Goldstein A.L.: Evidence that thymosins and other biologic response modifiers can function as neuroactive immunotransmitters. J. Immunol. 135 (1985) 806s-811s.

Hall N.R., O`Grady M.P., Farah J.M. jr: Activation of the hypothalamic-pituitary-adrenal axis by thymic peptides. In: Hadden J.W., Masek K., Nistico G. (Eds.): Interactions among CNS, neuroendocrine and immune system. Pythagora Press, Rome (1989) 113-125.

Hamilton M.: A rating scale for depression. J. Neurol. Neurosurg. and Psychiatry 23 (1960) 56-62.

Harbour D.V., Kruger T.E., Coopenhaver D.H., Smith E.M., Meyer W.J.: Differential expression and regulation of thyrotropin (TSH) in T-cell lines. Mod. Cell Endocrinol. 64 (1989) 229.

Harbour D.V., Leon S., Keating C., Hughes T.K.: Thyrotropin modulates B-cell function through specific bioactive receptors. Prog. NeuroEndocrinImmunology 3 (1990) 266-276.

Hardy J., Beauregard H., Robert F.: Prolactin secreting pituitary adenomas. In: Robyn C., Harter M. (Eds.): Progress in Prolactin: Physiology and pathology. Elsevier, New York (1978) 361-370.

Hare E.H., Price J.S.: Mental disorder and season of birth: comparison of psychoses with neurosis. Br. J. Psychiatry 115 (1968) 533-540.

Harris A.E.: Physical disease and schizophrenia Schizophr. Bull. 14 (1988) 85-96.

Hata S., Brenner M.B., Krangel M.S.: Identification of putative human T cell receptor d complementary DNA clones. Science (1987) 678-679.

Hauser S.L., Bhan A.K., Gilles F.H., Hoban C.J., Reinherz E.L., Schlossmann S.F., Weiner H.L.: Immunhistochemical staining of human brain with monocytes and Ia antigen. J. Neuroimmunol. 5 (1983) 197-205.

Healey D.L., Hodgen G.D., Schultz H.M., Chronsos G.P., Louriaux D.L., Hall N.R., Goldstein A.L.: The thymus adrenal connection: Thymosin has corticotropin-releasing-activity in primates. Science 222 (1983) 1353-1355.

Heath R.G., Krupp I.M.: Schizophrenia as an immunologic disorder. I. Demonstration of antibrain globulins by fluorescent antibody techniques. Arch. Gen. Psychiatry 39 (1967) 82-87.

Heath R.G., McCarron K.L., O`Neil C.L.: Antiseptal brain antibody in IgG of schizophrenic patients. Biol. Psychiatry 25 (1989) 725-733.

Heldermann J.H., Strom T.B.: Specific insulin binding site on T- and B-lymphocytes as a marker of cell activation. Nature 274 (1978) 62-63.

Hendrie H.C., Paraskevas F., Varsamis J.: Gamma globulin levels in psychiatric patients. Can. Psychiat. Assoc. J. 17 (1972) 93-97.

Henneberg A., Riedl B., Dumke H.O., Kornhuber H.H.: T-lymphocyte subpopulations in schizophrenic patients. Eur. Arch. Psychiatr. Neurol. Sci. 239 (1990) 283-284.

Hickey W., Kimura H.: Perivascular microglial cells of the CNS are bone-marrow derived and present antigen in vivo. Science 238 (1988) 290-292.

Hiestand P.C., Mekler P.H., Nordmann R., Grieder A., Permmongkel Ch.: Prolactin as a modulator of lymphocyte responsiveness provides a possible mechanism of action for cyclosporine. Proc. Natl. Acad. Sci. USA 83 (1986) 2599-2603.

Hirsch M.R., Wietzerbin J., Pierres M., Goridis C.: Expression of Ia antigens by cultured astrocytes treated with gamma-interferon. Neurosci. Lett. 41 (1983) 199-203.

Hodgsen H.J.F., Wand I.R., Isselbacher K.J.: Alteration in suppressor cell activity in chronic active hepatitis. Proc. Natl. Acad. Sci. USA 75 (1978) 1549-1553

Hoechtlen W., Müller N.,: Autochtone Masernantikörperbildung im Liquor cerebrospinalis schizophrener Patienten. Nervenheilkunde 11 (1992) 339-343.

Hogg N., Slusarenko M., Cohen J., Reiser J.: Monoclonal antibody with specifity for monocytes and neurons. Cell 24 (1981) 875-885.

Hohlfeld R.: Neurological autoimmune disease and the trimolecular complex of T-lymphocytes. Ann. Neurol. 25 (1989) 531-538.

Hohlfeld R.: Aktuelle Therapie der multiplen Sklerose: Stellenwert von Cyclosporin A und FK 506. Nervenarzt 62 (1991) 136-138.

Hornberg M., Arolt V., Kirchner H.: Lymphokine production in patients with schizophrenia. 8th Spring Meeting of the Gesellschaft fnr Immunologie, München 9-11. März 1992 (abstracts).

Huang Y., Perrin L.H., Miescher P.A., Zubler R.H.: Correlation of T and B cell activities in vitro and serum IL-2 levels in systemic lupus erythematosus. J. Immunol. 141 (1988) 827-833.

Hunter R., Jones M., Malleson A.: Abnormal cerebrospinal fluid total protein and gamma globulin levels in 256 patients admitted to a psychiatric unit. J. Neurol. Sci. 9 (1969) 11-38.

Hvas J., Fernando R., Oksenberg J., Steinmann L., Bernard C.C.A.: Diversity of γ/δ T-cell receptors in multiple sclerosis. 8th Int. Congr. Immunol. (Abstracts) (1992) 101

Ingelfinger J.A., Mostello F., Thibodeau L., Ware J.H.: Biostatistics in clinical medicine. MacMillan, New York (1987).

Innis M.A., Gelfand D.H.: Optimization of PCR's. In: Innis M.A., Gelfand D.H, Sninsky J.J., White T.J.: PCR Protocols, Academic Press, San Diego, 3-12.Irwin M.R., Daniels M., Bloom E., Smith T.L., Weiner H.: Live events, depressive symptoms and immune function. Am. J. Psychiatry 144 (1987a) 437-441.

Irwin M.R., Smith T.L., Gillin C.: Reduced natural killer cytotoxity in depressed patients. Life Sci. 41 (1987b) 2127-2133.

Irwin M.R., Hauger R.L., Brown M., Britton K.T.: CRF activates the autonomous nervous system and reduces natural killer cytotoxity. Am. J. Physiol. 225 (1988) 744-747.

Irwin M.R., Patterson T., Smith T.L., Caldwell C.,Brown S.A., Gillin C., Grant I.: Reduction of immune function in life stress and depression. Biol. Psychiatry 27 (1990) 22-30.

Ivanyi P., Ivanyi D., Zemek P.: HLA-Cw4 in paranoid schizophrenia. Tissue Antigens 9 (1977) 41-44.

Jackson J.C.,Cross,R.J., Walker, R.F., Brooks, W.H., Markesbery, W.H., Roszman, T.L.: Influence of serotonin on the immune response. Immunology 54 (1985) 505-512.

Janeway C.A.jr.:Frontiers of the immune system. Nature 333 (1988) 804-806.

Janossy G, Doenhoff M.: Activation of human T and B lymphocytes by polyclonal mitogens. Nature 248 (1974) 698-700.

Jensen M.M.: Influence of stress on murine leukemia virus infection. Proc. soc. Exp. Biol. Med. 127 (1968) 24-30.

Johnson D.L., Ashmore A.C., Gordon M.A.: Effect of beta adrenergic agents on the murine lymphocyte response to mitogen stimulation. J. Immunopharmacol. 3 (1981) 205-219.

Johnson G.F.S.: HLA antigens and manic-depressive disorders. Biol. Psychiatry 13 (1978) 409-412.

Johnson G.F.S., Hunt G.E., Robertson S., Doran T.J.: A linkage study of manic-depressive disorder with HLA-antigens, blood groups, serum proteins and red cell encymes. J. Affect. Dis. 3 (1981) 43-58.

Johnstone E.C., Whaley K.: Antinuclear antibodies in psychiatric illness: their relationship to diagnosis and drug treatment. Br. Med. J. 2 (1975) 724-725.

Julien R.A., Mercier P., Chouraqui P.: Schizophrenies et systeme d`histocompatibilite tissulaire mise en evidence de l`augmentation des antigenes ag et Cw4 dans la schizophrenie paranoide. Ann. Med. Psychol. (Paris) 2 (1977) 939-944.

Julien R.A., Mercier P., Chouraqui P., Sutter J.M.: Schizophrenies et antigenes d`histocompatibilite. Encephale 4 (1978) 99-113.

Kafka V., Samson K.: Die Eiweißrelation des Liquor-Cerebrospinalis. Z. Neurologie 115 (1928) 85-107.

Van Kammen D.P., Sternberg D.E.: Cerebrospinal fluid study in shizophrenia. In Wood J.H. (ed): Neurobiology of cerebrospinal fluid. Plenum Press, New York (1980).

Kamp V.H.: Nuclear changes in the white blood cells of patients with schizophrenic reactions. J. Neuropsychiatry 4 (1962) 1-3.

Kämpgen E., Burg G., Wank R.: Association of Herpes simplex virus-induced erythema multiforme with the human leukocyte antigen DQW3. Arch. Dermatol. 124 (1988) 1372-1375.

Kaschka W.P.: Die Virushypothese der endogenen Psychosen – sinnvoller Forschungsansatz oder Fiktion? In: Kaschka W.P., Aschauer H.N. (Hrsg): Psychoimmunologie. Thieme, Stuttgart, New York (1990) 142-147.

Kaschka W.P., Negele-Anetsberger J.: IgG-Subklassenverteilung im Serum bei Patienten mit psychiatrischen Erkrankungen und gesunden Kontrollpersonen. In Kaschka W.P., Aschauer H.N. (Hrsg): Psychoimmunologie, Thieme, Stuttgart, New York (1990) 142-147.

Kaufmann Ch.A., DeLisi L.E., Torrey E.F., Folstein S.E., Smith W.J.: T-Lymphocyte subsets and schizophrenia. In: Kurstak E., Lipowski Z.J. and Morozov P.V.(eds.): Viruses, Immunity and Mental Disorders. Plenum Medical Book Company, N.Y. and London (1987) 307-320.

Kaufmann J.F., Auffray C., Korman A., Shackelford D.A., Strominger J.: The class II molecules of the human and murine major histocompatibility complex. Cell 36 (1984) 1-13.

Kato S., Muranska S., Takakwa I., Kumura M., Tsuijik K.: HLA-DR antigens and the rubella-specific immune response in man. Tissue Antigens 19 (1982) 140-145.

Kay W.A., Adri M.N., Soeldner J.S., Rabinowe S.L., Kaldamy A., Kahn C.R., Bristan B., Srikantas, Gauda O.P., Eisenbart G.S.: Acquired defect in Interleukin-2 production in patients with type I diabetes mellitus. N. Engl. J. Med. 315 (1986) 930.

Kelly R.H., Ganguli R., Rabin B.S.: Antibody to discrete areas of the brain in normal individuals and patients with schizophrenia. Biol. Psychiatry 22 (1987) 1488-1491.

Kemshead J.T., Bicknell D., Greaves M.F.: A monoclonal antibody detecting an antigen shared by neural and granulocytic cells. Pediatr. Res. 15 (1981) 1282-1286.

Khoroshko V.K.: Reactii Zivotnogo Organisma na Vvedenie Nervnoitkani. Nevrotoxini, Anaphylaksia, Endotoxini, Moskau (1912).

Kiecolt-Glaser J.K., Garner W., Speicher C., Pelm G.M., Holliday J., Glaser R.: Psychosocial modifiers of immunecompetence in medical students. Psychosom. Med. 46 (1984a) 7-14.

Kiecolt-Glaser J.K., Ricker D., George J., Glaser R.: Urinary cortisol levels, cellular immunecompetence, and loneliness in psychiatric inpatients. Psychosom. Med. 46 (1984b) 15-24.

Kiecolt-Glaser J.K., Glaser R., Shuttlework E.C.,Dyer C.S., Ogroclei P., Speicher C.E.: Chronic stress and immunity in family caregivers of alzheimer`s disease victims. Psychosom. Med. 49 (1987a) 523-535.

Kiecolt-Glaser J.K., Glaser R.: Psychosocial influences on herpes virus latency. In: Kurstak E., Lipowski Z.J., Morzov P.V. (eds): Viruses, Immunity, and mental disorders. Plenum, London, New York (1987b).

Kilidireas K., Latov N., Strauss D.H., Gorig A.D., Hashim G.A., Gorman J.M., Sadiq S.A.: Antibodies to the human 60 kDa heat-shock protein in patients with schizophrenia. Lancet II, 340 (1992) 569-572:

King T.R., Nance D.M.: Differential effects of neurotoxic lesions on psychoneuroendocrine functions. Pharmacol. Biochem. Behav. 24 (1986) 107-114.

King D.J., Cooper S.J., Earlesu J.A.P., Martin J., McFerran N.V., Wisdom G.B.: Serum and CSF antibody titers to seven common viruses in schizophrenic patients. Br. J. Psychiatry 147 (1985) 145-149.

King D.J., Cooper S.J.: Viruses, immunity and mental disorder. Br. J. Psychiatry 154 (1989) 1-7.

Kirch D.G., Kaufmann C.A., Papadopoulos N.M., Martin B., Weinberger D.R.: Abnormal cerebrospinal fluid protein indices in schizophrenia. Biol. Psychiatry 20 (1985) 1039-1046.

Kirch D.G., Preble O.T., Fuller E., Torrey: Plasma interferon in schizophrenia. 141st APA annual meeting, (Abstract) (1988).

Klein H.E., Bender W., Mayr H., Niederschweiberer A., Schmauss M.: The DST and its relationship to psychiatric diagnosis, symptoms and treatment outcome. Br. J. Psychiatry 145 (1984) 591-599.

Klitz W.: Viruses, cancer and the MHC. Nature 356 (1992) 17-18.

Knight J.G.: Dopamine-receptor-stimulating autoantibodies, a possible cause of schizophrenia. Lancet (1982) 1073-1076.

Knight J.G., Knight A., Pert C.B.: Is schizophrenia a virally triggered autoimmune disease? In: Helmchen H., Henn F.A. (eds): Biological perspectives of schizophrenia. Wiley & Sons (1987) 107-127.

Knight J.G., Knight A., Menkes D.B., Mullen P.E.: Antiseptal autoantibodies in schizophrenia. Biol. Psychiatry 27 (1990) 671-685.

Knowles M., Sanders M., McClelland H.A.: The effects of phenothiazine therapy on lymphocyte transformation in schizophrenia. Acta Psychiat. Scand. 46 (1970) 64-70.

Kolyaskina G.I.: Blood lymphocytes in schizophrenia – immunological and virological aspects. In: Morozov P.V. (ed.): Advances in biological Psychiatry Karger, Basel (1983) 142-149.

Kolyaskina G.I., Tsutsullkovskaya M., Domashneva I.,Maznina T., Kielholz P., Gaspar M., Bunney W., Rafaelsen O., Heltnerg J., Coppen A., Hippius H., Hoecherl B., Vartanian F.: Antithymic immune factors in schizophrenia. Neuropsychobiology 6 (1980) 349-355.

Körner J., Fritze J., Propping P.: HLA-DR-typing at the molecular level in affective psychosis. Zentralblatt Neurol. Psychiatrie 255 (1990) 180.

Kreyszig E.: Statistische Methoden und ihre Anwendungen. Vandenhoeck und Ruprecht, Göttingen (1983).

Kronfol Z., Silva J.Jr., Greden J., Dembinski S., Gardner R., Caroll B.: Impaired lymphocyte function in depressive illness. Life Sci. 33 (1983) 241-247.

Kronfol Z., Nair M., Goodson J., Goel K., Haskett R., Schwartz S.:Kronfol Z., Nair M., Goodson J., Goel K., Haskett R., Schwartz S.: Natural killer cell activity in depressive illness: preliminary report. Biol. Psychiatry 26 (1989) 753-756.

Krueger J.M., Obal F.Jr., Opp M., Johannsen L., Cady A.D., Toth L.: Immune response modifiers and sleep. In: Hadden W., Masek K., Nistico G.: Interactions among CNS, neuroendocrine and immune systems. Pythagoras Press, Rome (1989) 323-350.

Krueger R., Levy E., Cathcart E., Fox B., Black P.: Lymphocyte subsets in patients with major depression: preliminary findings. Advances 1 (1984) 5-9.

Krueger T.E., Blalock J.E.: Cellular requirements for thyrotropin enhancement of the in vitro antibody production. J. Immunol. 137 (1986) 197.

Krueger T., Smith L.R., Harbour D.V., Blalock J.E.: Thyrotropin: an endogenous regulator of the in-vitro immune response. J. Immunol. 142 (1989) 744.

Kruger S.D., Turner W.J., Kidd K.K.: The effects of requisite assumptions on linkage analysis of manic-depressive illness with HLA. Biol. Psychiatry 17 (1982) 1081-1099.

Lamb J.R., McMichael A.J., Rothbard J.B.: T-cell recognition of influenca viral antigenes. Hum. Immunol. 19 (1987) 79.

Landmann R., Wesp M., Box R., Keller U., Bühler F.R.: Distribution and function of beta adrenergic receptors in human blood lymphocytes. In: Hadden W., Masek K., Nistico G.: Interactions among CNS, neuroendocrine and immune systems. Pythagoras Press, Rome (1989) 251-264.

Laudenslager M.L.: Psychosocial stress and susceptibility to infections disease. In: Kurstak E., Lipowski Z.J., Morozov P.V. (eds): Viruses, immunity, and mental disorders. Plenum Press, London, New York (1987).

LeFur G., Phan T., Uzan A.: Identification of stereospecific ^{3}H-spiroperidol sites in mammalian lymphocytes. Life Sci. 26 (1980) 1139-1148.

Legros S., Mendlewicz J., Wybran J.: Immunoglobulins, autoantibodies and other serum protein fractions in psychiatric disorders. Europ. Arch. Psych. Neurol. Sci. 235 (1985) 9-11.

Lehmann-Facius H.: Über die Liquordiagnose der Schizophrenien. Klin. Wochenschrift 16 (1937) 1646-1648.

Lehmann-Facius H.: Serologisch-analytische Versuche mit Liquores und Seren von Schizophrenen. Allg. Z. Psychiatrie 110 (1939) 232-243.

Lefrancois L., LeCorre R., Mayo J., Bluestone J.A., Goodman Th.: Selection of Vd4$^+$T cell receptors of intestinal intraepithelial lymphocytes is dependent on class II histocompatibility antigen expression. In: Pfeffer K., Heeg K., Wagner H., Riethmüller G. (Hrsg.) Function and specifity of γ/δ T cells. Springer Verlag Berlin, NY (1991) 255-268

Leibowitz S., Hughes R.A.C. (eds): Immunology of the nervous system. E. Arnold, London (1983).

Leifer D., Lipton S.A., Barnstable C.J., Masland R.H.: Monoclonal antibody to Thy-1 enhances regeneration of processes by rat retinal ganglion cells in culture. Science 224 (1984) 303-306.

Lent R., Linden R., Cavaleante L.A.: Transient populations of presumptive macrophages in the brain of the developing hamster, as indicated by endocytotoxis of blood-borne horseradish peroxidase. Neuroscience 15 (1985) 1203-1215.

Levy E.M., Borrelli D.J., Mirin S.M., Salt P., Knapp P.H., Peirce C., Fox B.H., Black P.H.: Biological measures and cellular immunological function in depressed psychiatric inpatients. Psychiatry Res. 36 (1991) 157-167.

Lewis J.W., Shavit Y., Martin F.C., Terman G.W.,Gale R.P., Liebeskind J.C.: Effects of stress and morphine on natural killer cell activity and on the mammary tumor development. In: Plotnikoff N.P., Faith R.E. Murgo A.J., Good R.A. (Hrsg): Enkephalins and Endorphins. Stress and the immune system. Plenum Press, New York, London (1986) 101-108.

Libikova H., Breier S., Kocisova M., Pogady J., Stünzner D., Ijhazyova D.: Assay of interferon and viral antibodies in the cerebrospinal fluid in clinical neurology and psychiatry. Acta Biol. Med. Ger. 38 (1979) 879-893.

Libikova H.: Schizophrenia and Viruses: Principles of Ethiologic Studies. Adv. Biol. Psychiat. 12 (1983) 20-51.

Linington C., Hohlfeld R.: T-cell mediated autoimmunity: Molecular interactions and therapeutic implications. J. Autoimmunity 3 (1990) 501-506.

Linn M.W., Linn B.S., Jensen J.: Stressful events, dysphoric mood, and immune responsiveness. Psychol. Rev. 54 (1984) 219-222.

Lisak R.P.: Overviews of the rationale for immunomodulating therapies in multiple sclerosis. Neurology 38 (Suppl. 2) (1988) 5-8.

Locke S.E., Kraus L., Lesermann J., Hurst M.W., Heisel J.S., Williams R.M.: Life change stress, psychiatric symptoms and natural killer cell activity. Psychosom. Med. 46 (1984) 441-443.

Logan D.G., Deodhar S.D.: Schizophrenia, an immunologic disorder. JAMA 212 (1970) 1703-1704.

Loh E. Y., Lanier L. L., Turck C.W., Littman D.R., Davis M.M., Chien Y.-H., Weiss A.: Identification and sequence of a fourth human T cell antigen receptor chain. Nature 330 (1987) 569-572

Loor F., Roelants G.E.: B- and T-cells in immune recognition. John Wiley and Sons, Chichester (1977).

Loseva T.M.: Thymus-dependent lymphocytes in the spontaneous rosette-formation reaction in schizophrenia. Zh. Neuropat. Psikhiatr. 77 (1977) 992-995.

Lotze M.T., Matory Y.L., Ettinghausen S.E., Rayner A.A., Sharrow S.O., Seipp C.A., Custer M.C., Rosenberg S.A.: In vivo administration of purified human Interleukin-2. J. Immunol. 135 (1985) 2865-2867.

Mach D.M., Schntt C., Börner J.: Schizophrenie und B-Lymphozytenalteration – eine Hyphothese. Psychiat. Neurol. Med. Psychol. 35, Leipzig (1983) 390-397.

Maddon P.I., Dalgleish A.G., McDougal I.S., Clapham P.R., Weiss A.R., Axel R.: The T4 gene encodes the AIDS virus receptor and is expressed in the immune system and the brain. Cell 47 (1986) 333-348.

Maes M., Bosmans E., Suy E., Minner B., Raus J.: Impaired lymphocyte stimulation by mitogens in severely depressed patients. Br. J. Psychiatry 155 (1989) 793-798l

Maes M., Bosmans E., Suy E., Vandervorst C., Dejonckheere C., Raus J.: Antiphospholipid, antinuclear, Epstein-Barr and cytomegalovirus antibodies, and soluble interleukin-2 receptors in depressive patients. J. Affect.Dis. 21 (1991) 133-140

Majsky A., Zvolsky P., Dvorakora M.: Primary affective disorders and HLA-antigens. Tissue Antigens 11 /1978) 190-191.

Masserini C., Vita A., Basile R., Morselli R., Boato P., Peruzzi C., Pugnetti L., Ferrante P., Cazzullo C.L.: Lymphocyte subsets in schizophrenic disorders. Relationship with clinical, neuromorphological and treatment variables. Schizophrenia Res. 3 (1990) 296-275.

Matsumoto Y., Watanabe K., Ikuta F.: Immunohistochemical study on neuroglia identified by the monoclonal antibody against a macrophage differentiation antigen (Mac 1). J. Neuroimmunol. 9 (1985) 379-389.

Matussek N.: Catecholamines and Mood: Neuroendocrine aspects. In: Current topics in Neuroendocrinology, Vol.8, Springer Heidelberg, N.Y. (1988) 141-181.

Matussek N., Agerer D., Seibt G.: Allergic disorders in depressive patients. Comprehensive Psychiat. 24 /1983) 25-34.

Mayer B., Funke I., Seed B., Riethmüller G.,Weiss E.: Expression of the $CD6^+$ T-Lymphocyte differentiation antigen in normal human brain. J. Neuroimmunol. 29 (1990) 193-202.

McAllister C.G., Rapaport M.H., Pickar D., Podruchny T.A., Christison G., Alphs L.D., Paul S.M.: Increased number of $CD5^+$ B-lymphocytes in schizophrenic patients. Arch. Gen. Psychiatry 46 (1989a) 890-894.

McAllister C.G., Rapaport M.H., Pickar D., Paul S.M.: Effect of short term administration of antipsychotic drugs on lymphocyte subsets in schizophrenic patients. Arch. Gen. Psychiatry 46 (1989b) 956-957.

McAllister C.G., Rabin B.S., Ganguli R.: Autoimmune aspects of schizophrenia. Biol. Psychiatry 29 (1991) 36s-37s.

McCarthey D.O., Kluger M.J., Vander A.J.: Effect of centrally administered interleukin-1 and endotoxin on food intake of fasted rats. Physiol. Behav. 36 (1986) 745-749.

McGuffin P., Farmer A.E., Yonacae A.H.: HLA antigenes and subtypes of schizophrenia. Psychiatry Res. 5 (1981) 115-122.

McMichael A.I., Ting A., Zweerink H.I., Askonas B.A.: HLA-restriction of cell-mediated lysis of influencavirus-infected human cells. Nature 270 (1977) 524-526.

Mellsop C., Koadlow L., Syme J., Wittingham S.: Absence of rheumatoid arthritis in schizophrenia. Australian and N. Zealand J.Med. 4 (1974) 274-252.

Mempel W., Grosse-Wilde H., Albert E., Thierfelder S.:Atypical MLC reactions in HLA typed related and unrelated pairs. Transplant. Proc. 5 (1973a) 401-408.

Mempel W., Grosse-Wilde H., Baumann P., Netzel B., Steinbauer-Rosenthal I., Scholz S., Bertrams I., Albert E.: Population genetics of the MLC response: Typing for MLC determinants using homozygouns and heterozygouns reference cells. Transplant. Proc. 5 (1973b) 1529-1538.

Mendlewicz J., Linkowski P.: HLA antigens and schizophrenia. Lancet i (1980) 765.

Menkin V.: Emotional relative mononucleosis. Am. J. Physiol. 85 (1928) 489-497.

Menninger K.A.: Influenza and schizophrenia. An analysis of post-influencal "dementia praecox" as of 1918 and five years later. Am. J. Psychiatry 5 (1926) 469-529.

Mercier P., Sutter J.M., Julien R.A., Kiffer N.: Schizophrenie: Assoziation de la forme paranoid aux antigenes HLA-A9 et B5. Encephale 3 (1977) 49-53.

Mered B., Albrecht P., Torrey E.F., Weinberger D.R., Potkin S.G., Winfrey C.J.: Failure to isolate virus from CSF of schizophrenics. Lancet II (1983) 919.

Metal`nikov S., Chorine V.: The role of conditioned reflexes in immunity. Ann. Pateur. Inst. 40 (1926) 893-900.

Metzer W.S., Newton J.E.O., Steel R.W.: HLA-antigens in drug-induced parkinsonism. Move. Disord. 4 (1989) 121-128.

Miller A.H., Asnis G.M., Van Praag H.M., Norin A.J.: The influence of desmethylimipramine on natural killer cell activity. Psychiatry Res. 19 (1986) 9-15.

Miller A.H., Lackner C.: Tricyclic antidepressants and immunity. In: Miller A.H. (ed): Depressive disorders and immunity. Am. Psychiatric Press, Washington (1989) 85-103.

Miyanaga K., Machiyama Y., Juji T.: Schizophrenic disorders and HLA-DR antigens. Biol. Psychiatry. 19 (1984) 121-129.

Mizerski J., Chartrand S., Gajlpeczalska K.: ConA-induced suppressor cells in man. I. Induction and characterization of suppressor cells. Immunbiol. 158 (1981) 270-281.

Mohl P.C., Huang L., Bowden C., Fischbach M., Vagtsberger K., Talal N.: Natural killer cell activity in major depression. Am. J. Psychiatry 144 (1987) 1619.

Moises H.W., Beck J., Schindler L., Kirchner H.: Decreased interferon production in schizophrenic patients. Pharmacopsychiatry 19 (1986) 226-227.

Möller G., Svehag S.E.: Specifity of lymphocyte mediated cytotoxicity induced by in vitro antibody-coated target cells. Cell. Immunol. 4 (1972) 1-9.

Montgomery D.E., Zukoski Ch.F., Shah G.N., Buckley A.R., Pacholczyk T., Russel D.H.: Concanavalin A stimulated murine splenocytes produce a factor with prolactin-like bioactivity and immune reactivity. Biochem. Biophys. Res. Comm. 145 (1987) 692-698.

Montplaisir J, Poirier G., DeMontigny C.: HLA antigens in depression and hypersomnmia. Biol. Psychiatry 27 (1990) 664-666.

Mortensen P.B.: Neuroleptic treatment and other factors modifying cancer risk in schizophrenic patients. Acta Psych. Scand. 75 (1987) 585-590.

Mundt Ch.: Endogenität von Psychosen – Anachronismus oder aktueller Wegweiser für die Pathogeneseforschung ? Nervenarzt 62 (1991) 3-15.

Murphy D., Gardner R., Greden J.F., Carroll B.J.: Lymphocyte numbers in endogenous depression. Psychol. Med. 17 (1987) 381-385.

Müller N., Ackenheil M., Eckstein R., Hofschuster E., Mempel W.: Reduced suppressor cell function in psychiatric patients. Ann. N.Y. Acad. Sci. 496 (1987) 686-690.

Müller N., Ackenheil M., Hofschuster E.: Altered T-cell number and reduced suppressor cell activity in patients with affective psychosis. In: Hadden W., Masek K., Nisticó G.: Interactions among CNS, neuroendocrine and immune system. Pythagora Press, Rome (1989).

Müller N., Ackenheil M., Hofschuster E., Eckstein R., Mempel W.: T-Zell-Subpopulationen und Suppressorzellaktivität bei Patienten mit affektiven Psychosen. In: Lungershausen E., Kaschka W.P., Witkowski R.J. (Hrsg): Affektive Psychosen; Schattauer, Stuttgart, N.Y. (1990) 167-172.

Müller N.: Aspekte aus Neuroanatomie, Neuroendokrinologie und Neurotransmitter-Forschung bei der Interaktion von Nervensystem und Immunsystem. In: Kaschka P., Aschauer H.N. (Hrsg): Psychoimmunologie; Thieme, Stuttgart (1990a) 19-24.

Müller N., Hofschuster E., Ackenheil M.: Zelluläres Immunsystem und Psychopathologie bei Schizophrenen. In: Kaschka P., Aschauer H.N. (Hrsg): Psychoimmunologie; Thieme, Stuttgart (1990b) 116-125.

Müller N., Hofschuster E., Ackenheil M.: Cellular immunity in schizophrenic patients: is the elevation of T-cells related to the course of the disease ? In: Stefanis G.N. et al. (ed): Psychiatry. A world perspective Vol.2 Elsevier, Amsterdam (1990c) 174-179.

Müller N., Ackenheil M., Hofschuster E., Mempel W. Eckstein R.: Cellular immunity in schizophrenic patients before and during neuroleptic therapy. Psychiatry Res. 37 (1991) 147-160.

Müller N., Gizycki-Nienhaus B., Günther W., Meurer M.: Depression as a possible cerebral manifestation of scleroderma: immunological findings in serum and CSF. Biol. Psychiatry 31 (1992b) 1151-1156.

Müller N., Ackenheil M.: Biochemische, neuroendokrinologische und psychoneuroimmunologische Befunde bei Patienten mit schizophrener Minussymptomatik. Psycho 19 (1993a) 22-28.

Müller N., Hofschuster E., Ackenheil M., Eckstein R.: T-cells and psychopathology in schizophrenia: The relationship to the outcome of neuroleptic therapy. Acta Psychiat. Scand. 87 (1993b) 66-71.

Mullis K.B., Faloona F.A.: Specific synthesis of DNA in vitro via a polymerase - catalyzed chain reaction. Methods Enzymol. 155 (1987) 335-350

Muraguchi A, Hirano T, Tang B, Matsuda T, Horii Y, Nakajima K, Kishimoto T: The essential role of B-cell stimulating factor 2 (BSF-2/IL-6) for the terminal differentiation of B cells. J Exp Med 167 (1988) 332-344

Naber D., Einhäupl K., Strauß A., Fiedler S.: Klinische Bedeutung pathologischer Liquor-Befunde bei schizophrenen Patienten. Psycho 12 (1986) 364-365.

Naber D., Perro C., Schick U., Sadri I., Schmauss M., Fröschl M., Matuschke A., Goebel D., Hippius H.: Psychiatrische Symptome und neuropsychologische Auffälligkeiten bei HIV-Infizierten. Nervenarzt 60 (1989) 80-85.

Nance D.W., Rayson D., Carr R.J.: The effects of lesions in the lateral septal and hippocampal areas on the humoral immune response of adult female rats. Brain, Behavior and Immunity 1 (1987) 292-305.

Nasr S., Altman E.G., Meltzer H.Y.: Concordance of atopic and affective disorders. J. Affect. Dis. 3 (1981) 291-296.

Nemeroff C.B.: Depression, aging and psychoimmunology: Focus on the pituitary-thyroid axis. Biol. Psychiatry 29 (1991) 80s.

Nerozzi D., Santoni A., Bersani G., Magnani A., Bressan A., Pasini A., Antonozzi I., Frajese G.: Reduced natural killer cell activity in major depression: neuroendocrine implications. Psychoneuroendocrinology 14 (1989) 295-301.

Neveu P.J., Taghzonti K., Dantzer R., Simon H., Le Moal M.: Modulation of mitogen-induced lymphoproliferation by cerebral neocortex. Life Sci. 38 (1986) 1907-1913.

Neveu P.J., Barnéoud P., Georgiades O., Vitiello S., Vincendean P., Le Moal M.: Brain neocortex influence on the mononuclear phagocyte system. J. Neurosci. Res. 22 (1989) 188-193.

Newberry B.H., Sengbusch L.: Inhibitory effects of stress on experimental mammary tumors. Cancer Detect. Prevent. 2 (1979) 225-233.

Nieburgs H.E., Weiss J., Narrette M., Gillone G., Siedlecki B.: Inhibitory and enhancing effects of various stress on experimental mammary tumorgenesis. Cancer Detect. Prevent. 2 (1979) 463-470.

Nimgaronkar V.L., Brar J.S., Solomon W.K., Rabin B.S., Ganguli R.: Association between immune parameters and negative symptoms in schizophrenia. Biol. Psychiatry 29 (1991) 316s.

Noar S., Assael M., Pecht M., Tainin N., Samuel D.: Correlation between emotional reaction to loss of unborn child and lymphocyte response to mitogenic stimulation in women. Isr. J. Psychiat. Relat. Sci. 20 (1983) 231-239.

Norris JG, Beneviste EN: Interleukin-6 production by astrocytes: induction by the neurotransmitter norepinephrine. J Neuroimmunol 45 (1993) 137-146

Nowell P.C.: Phytohaemagglutinin: An initiator of mitosis in cultures of normal human leukocytes. Cancer Res. 20 (1960) 462-467.

Nyland H., Naess A., Lunde H.: Lymphocyte subpopulations in peripheral blood from schizophrenic patients. Acta Psychiat. Scand. 61 (1980) 313-318.

O'Brian R.L., Born W.: Specifity of mycobacteria/self γ/δ cells. In: Pfeffer K., Heeg K., Wagner H., Riethmüller G. (Hrsg.) Function and specifity of γ/δ T cells. Springer Verlag Berlin, NY (1991) 143-150

O'Callaghan E., Sham P., Takei N., Glover G., Murray R.M.:Schizophrenia after prenatal exposure to 1957 A2 influenca epidemic. Lancet 337 I (1991) 1248-1250.

O`Donnell M., Silove D., Wakefield D.: Current perspectives on immunology and psychiatry. Aust. NZ J. Psychiatry 22 (1988) 366-382.

Oie M., Ichihashi Y.: Target antigen of vaccinia- infected cells recognized by virus-specific cytotoxic T lymphocytes. Immunol. 25 (1981) 361-375.

Osterberg E.: Schizophrenia and rheumatic disease. Acta Psychiat. Scand. 58 (1978) 339-359.

Overall J.E., Gorham D.R.: Brief Psychiatric Rating Scale. In: Guy W. (Ed.): ECDEN Assessment Manual for Psychopharmacology (1976) 157-169. Rev. Ed., Rockville, Maryland.

Pandey R.S., Gupta A.K., Chaturvedi J.C.: Autoimmune model of schizophrenia with special reference to antibrain antibodies. Biol. Psychiatry 16 (1981) 1123-1136.

Papa S., Vitale M., Mazzotti G., Neri L.M., Monti G., Manzoli F.A.: Impaired lymphocyte stimulation induced by long-term training. Immunol. Lett. 22 (1989) 29-33.

Patou G., Crow T.J., Taylor G.R.: The effect of psychotropic drugs on synthesis of DNA and the infectivity of herpes simplex virus. Biol. Psychiatry 21 (1986) 1221-1225.

Pearson E.K.: Study of cerebrospinal fluid in schizophrenics – A review of the literature. Psychopharmacol. Bull. 9 (1973) 59-62.

Peavy D.L., Pierce C.W.: Cell-mediated immune response in vitro. I: Suppression of the generation of cytotoxic lymphocytes by concanavalin A and concanavalin A-activated spleen cells. J. Exp. Med. 140 (1974) 356-369.

Pelonero A.L., Pandurangi A.K., Calabrese V.C.: Serum IgG antibody to herpes viruses in schizophrenia. Psychiatry Res. 33 (1990a) 11-17.

Pelonero A.L., Pandurangi A.K., Calabrese V.P.: Autoantibodies to brain lipids in schizophrenia. Am. J. Psychiatry 147 (1990b) 661-662.

Perris C., Romain G., Wahlby L.: HLA-antigens in patients with schizophrenic syndroms. Neuropsychobiology 5 (1979) 290-293.

Pert C.B.: A request for serum samples from psychiatric patients with associated autoimmune disease: Is some psychosis caused by an autoimmune response to neurotransmitter receptors? Commun. Psychopharm. 1 (1977) 303-309.

Pert C.B., Hill J.M., Ruff M.R., Berman R.M., Robey W.G., Arthur L.O., Ruscetti F.W., Farrar W.L.: Octapeptides deduced from the neuropeptide receptor like pattern of antigen T4 in brain potently inhibit human immunodeficiency virus receptor binding and T-cell infectivity. Proc. Natl. Acad. Sci. USA 83 (1986) 9254-9258.

Pert C.B., Knight J.G., Laing P., Markwell M.A.K.: Scenarios for a viral etiology of schizophrenia. Schizophrenia Bull. 14 (1988) 243-247.

Pfaff D.W.: Estrogens and brain function. Springer, New York (1980).

Piquet P.F., Vassalli P.: Study of the thymic-derived or -independent nature of mouse spleen cells induced to proliferate in culture by various mitogens and antigens. Eur. J. Immunol. 3 (1973) 446-477.

Pitts F.N., Allen R.E., Allan A.D.: Antibodies to the early antigen of the Epstein-Barr Virus in relation to major depression. In: Miller A.H. (Hrsg): Depressive Disorders and Immunity. American Psychiatric Press (1989) 169-189.

Plantey F.: Antinuclear factors in affective disorder. Biol. Psychiatry 13 (1978) 149-150.

Plata-Salaman C.R., Oomura Y., Kai Y.: Tumor necrosis factor and interleukin-1β: suppression of food intake by direct action in the central nervous system. Brain Res. 448 (1988) 106-114.

Plata-Salaman C.R., French-Mullen JM: Interleukin-2 modulates calcium currents in dissociated hippocampal CA1 neurons. Neuroreport 4 (1993) 579-581.

Propert D.N., Tait B.D., Davies B.: HLA-antigens and affective illness. Tissue Antigens 18 (1981) 335-340.

Propping P.: Genetik der Schizophrenie. Münch. Med. Wschr. 130 (1988) 157-160.

Quismorio F.P., Bjarnason D.F., Kiely W.F., Dubois E.L., Friou G.J.: Antinuclear antibodies in chronic psychotic patients treated with chlorpromazine. Am. J. Psychiatry 132 (1975) 1204-1206.

Rabin B.S., Ganguli R., Cunnick J.E., Lysle D.T.: The central nervous system - immune system relationship. Clin. Lab. Med. 8 (1988) 253-268.

Rapaport M.H., McAllister C.G., Pickar D., Nelson D.L., Paul S.M.: Elevated levels of soluble Interleukin-2 receptors in schizophrenia. Arch. Gen. Psychiatry. 46 (1989) 291-292.

Rapaport M.H., McAllister C.G., Kirch D.G., Pickar D.: The effects of typical and atypical neuroleptics on mitogen-induced T lymphocyte responsiveness. Biol. Psychiatry 29 (1990) 715-717.

Reed J.C., Abidi A.H., Alpers J.D., Hoover R.G., Roob J.C., Nowell P.C.: Effect of cyclosporin A and dexamethasone on C-2 receptor gene expression. J. Immunol. 137 (1986) 150-154.

Reiber H.: Liquordiagnostik. Diagnose und Labor 37 (1987) 63-72.

Reif A.E., Allen J.M.V.: The AKR thymic antigen and its distribution in leukemia and nervous tissue. J. Exp. Med. 120 (1964) 413-435.

Reilly F.D., McCzskey P.A., Miller M.L., McCuskey R.S., Meinecke H.A.: Innervation of the periarteriolar lymphatic sheath of the spleen. Tissue Cell 11 (1979) 121-126.

Reinherz E.L., Weiner H.L., Hauser S.L., Cohen J.A., Distaso J.A., Schlossmann S.F.: Loss of suppressor T-cells in active multiple sclerosis. N. Engl. J. Med. 303 (1980) 125-129.

Rennert H.: Zum Modell "Universalgenese der Psychosen" – Aspekte einer unkonventionellen Auffassung der psychischen Krankheiten. Fortschr. Neurol. Psychiat. 50 (1982) 1-29.

Resch F., Aschauer H., Urch A., Schönbeck G., Aschauer-Treiber G., Müller Ch., Hatzinger R., Zielinski Ch.: Funktion lytischer Effektorzellen bei schizophrenenPatienten. Wiener Klinische Wochenschrift 100 (1988) 404-407.

Resch F., Aschauer H.N., Aschauer-Treiber G.H., Oppolzer A.: Psychoimmunologie bei Psychosen aus dem schizophrenen Formenkreis. In: Kaschka W.P., Aschauer H.N. (Hrsg): Psyschoimmunologie; Thieme, Stuttgart, New York (1990) 105-115.

Rettori V., Jurcovicova J., McCann S.M.: Central action of interleukin-1 in altering the release of TSH, growth hormone, and prolactin in the male rat. J. Neurosci. Res. 18 (1987) 179-183.

Rich R.R., Pierce C.W.: Biological expression of lymphocyte activation. II Generation of a population of thymus derived suppressor lymphocytes. J. Exp. Med. 137 (1973) 649-659.

Rich R.R., Rich S.: Biological expression of lymphocyte activation IV: Concanavalin A-activated suppressor lymphocytes. J. Immunol. 114 (1975) 1112-1115.

Richards J.F., Beer C.T., Bourgeault C., Chen K., Gont P.W.: Biochemical response of lymphoma cells to mitogenic stimulation by prolactin. Mol. Cell. Endocrinol. 26 (1982) 41-49.

Riemann D., Berger M., Teuber I., Usadel K.H.: HLA-DR 2 and sleep onset REM periods in endogenous depression. Br. J. Psychiatry 152 (1988) 296.

Riley V.: Psychoneuroendocrine influences on immune competence and neoplasia. Science 212 (1981) 1100-1109.

Rimon R., Halonen P., Anttinen E., Evola E.: Complement fixing antibody to herpes simplex virus in patients with psychotic depression. Dis. Nervous. Syst. 32 (1971) 822-824.

Rimon R., Nishmi M., Halonen P.: Serum and CSF antibody levels to herpes simplex type I, measles and rubella viruses in patients with schizophrenia. Ann. Clin. Res. 10 (1978) 291-293.

Rimon R.H., Halonen P., Lebon P..: Antibrain antibodies and interferon in the serum and the cerebrospinal fluid of patients with schizophrenia. Adv. Biol. Psychiatry 12 (1983) 161-167.

Rimon R., Ahokas A., Palo J.: Serum and cerebrospinal fluid antibodies to cytomegalovirus in schizophrenia. Acta Psychiat. Scand. 73 (1986) 642-644.

Roitt I.M., Brostoff I., Male D.: Immunology. Gower Medical Publishing, London (1985).

Roitt I.M.: Leitfaden der Immunologie. Steinkopf, Darmstadt (1989).

Roos R.P., Davisk, Meltzer H.Y.: Immunoglobulin studies in patients with psychiatric diseases. Arch. Gen. Psychiatry 42 (1985) 124-128.

Rosler M., Bellaire W., Gressnich N., Giannitsis D., Jarovici A.: HLA antigens in schizophrenia, major depressive disorder, and schizoaffective disorder. Med. Microbiol. Immunol. 172 (1983) 57-65.

Rosenstein M, Ettinghausen SE, Rosenberg SA: Extravasation of intravascular fluid mediated by the systemic administration on recombinant interleukin-2. J Immunol 137 (1986) 1735-1742.

Roszmann Th., Cross R.J., Brooks W.H., Markesbery W.R.: Hypothalamic-immune interactions II. The effect of hypothalamic lesions on the activity of adherent spleen cells to limit lymphocyte blastogenesis. Immunology 45 (1982) 737-742.

Roszmann Th., Jackson J.C., Cross R.J., Titus M.J., Markesbery W.R., Brooks W.H.: Neuroanatomic and neurotransmitter influences on immune function. J. Immunol. 135 (1985) 769s-772s.

Ruckdeschel J.C., Graziano K.D., Mardiney M.R. jr.: Additional evidence that the cell-associated immune system is the primary host defense against measles (rubeola). Cell. Immunol. 17 (1975) 11-18.

Russell D.H., Matrisian L., Kibler R., Larson D.F., Ponlos D., Magun B.E.: Prolactin receptors of human lymphocytes and their modulation by cyclosporine. Biochem. Biophys. Res. Comm. 121, 3 (1984) 899-906.

Russell D.H., Mills K.T., Talamantes F.J., Bern H.A.: Neonatal administration of prolactin antiserum alters the developmental pattern of T- and B-lymphocytes in the thymus and spleen of BALB/C female mice. Proc. Natl. Acad. Sci. USA 85 (1988) 7404-7407.

Sakane T., Green I.: Protein A from Staphylococcus aureus – a mitogen for human B-lymphocytes but not T-lymphocytes. J. Immunol. 120 (1978) 302-311.

Sanders V.M., Munson A.: Beta adrenoceptor mediation of the enhancing effect of norepinephrine on the murine primary antibody response in vitro. J. Pharmacol. Exp. Ther. 230 (1984) 183-192.

Sanders V.M., Munson A.E.: Norepinephrine and the antibody response. Pharmacol. Rev. 37 (1985a) 229-248.

Sanders V.M., Munson A.E.: Role of alpha adrenoceptor activation in modulating the murine primary antibody response in vitro. J. Pharmacol. Exp. Ther. 232 (1985b) 395-400.

Saphier D., Abramsky O., Mor G., Ovadia H.: Multiunit electrical activity in conscious rats during an immune response. Brain, Behavior and Immunity 1 (1987) 40-51.

Saphier D.: Neurophysiological and endocrine consequences of immune activity. Psychoneuroendocrinology 14 (1989) 63-87.

Saphier D., Ovadia H.: Elektrophysiologische Parameter im Gehirn bei Immunreaktionen. In: Kaschka W.P., Aschauer H.E. (Hrsg): Psychoimmunologie; Thieme (1990) 25-31.

Saris SC, Rosenberg SA, Friedman RB, Rubin JT, Barba D, Oldfield EH: Penetration of recombinant interleukin-2 across the blood-cerebrospinal fluid barrier. J Neurosurg 69 (1988) 29-34.

Saunders J.C., Muchmore E.: Phenothiazine effect on human antibody synthesis. Br. J. Psychiatry 110 (1964) 84-89.

Sapolski R., Rivier C., Yamamoto G., Plotsky P., Vale W.: Corticotropin-releasing-factor-producing neurons in the rat activated by Interleukin 1. Science 238 (1987) 522-524.

Scheffé H.: The analysis of variance. Wiley, N. Y. (1963).

Schindler L., Leroux M., Beck H., Moises W., Kirchner H.: Studies of cellular immunity, serum interferon titers and natural killer cell activity in schizophrenic patients. Acta Psych. Scand. 73 (1986) 651-652.

Schleifer S.J., Keller S.E., Camerins M., Thornton J.C., Stein M.: Suppression of lymphocyte stimulation following bereavement. JAMA 250 (1983) 374- 377.

Schleifer S.J., Keller S.E., Meyerson A.T., Raskin M.J., Davis K.L., Stein M.: Lymphocyte function in major depressive disorder. Arch. Gen. Psychiatry 41 (1984) 484-486.

Schleifer S.J., Keller S.E., Siris S.G., Davis K.L., Stein M.: Depression and immunity: Lymphocyte function in ambulatory depressed patients, hospitalized schizophrenic patients and patients hospitalized for herniorraphy. Arch. Gen. Psychiatry 42 (1985) 129-133.

Schleifer S.J., Keller S.E., Bond R.N., Cohen J., Stein M.: Major depressive disorder and immunity: Role of age, sex, severity, and hospitalisation. Arch. Gen. Psychiatry 46 (1989) 81-87.

Schipper H., Kruse H., Reiber H.: Silver staining of oligoclonal IgG subfractions in cerebrospinal fluid after isoelectric focussing in thin layer polyacrylamide gels. Sci. Tools 41 (1984) 5.

Schlitt M, Lakeman F.D., Whitley R.J.: Psychosis and Herpes simplex encephalitis. South Med. J. 78 (1985) 1347-1350.

Schuller-Petrovic S., Gebhart W., Lassmann H., Rumpoldt H., Krafft D.: A shared antigenic determinant between natural killer cells and nervous tissue. Nature 306 (1983) 179-181.

Schultz K.H., Raedler A.: Tumorimmunologie und Psychoimmunologie als Grund-lagen für die Psychoonkologie. Psychother. Med. 36 (1986) 114-129.

Schwenke H.: Der Lymphozytentransformationstest – Grundlagen und klinische Anwendung. Folia Haematol., Leipzig 105, (1978) 449-462.

Selmaj K., Brosnan C.F., Raine C.S.: Colocalisation of lymphocytes bearing γ/δ T-cell receptor and heat shock protein hsp 65^{+} oligodendrocytes in multiple sclerosis. Proc. Natl. Sci. USA 88 (1991) 6452-6456.

Selye H.: Stress in health and disease. Butterworth, Boston, London (1976).

Sequiera L.W., Jenning L.C., Carrasco L.H., Lord M.A., Sutton R.N.P.: Detection of herpes-simplex genome in brain tissue. Lancet II (1979) 609-612.

Shapiro R.W., Bock E., Rafaelsen O.J., Ryder L.P., Svejgaard A.: Histo-compatibility antigens and manic-depressive disorders. Arch. Gen. Psychiatry 33 (1976) 823-825.

Shapiro R.W., Ryder L.P., Svejgaard A., Rafaelsen O.J.: HLA antigens and manic-depressive disorders: Further evidence of an association. Psychol. Med. 7 (1977) 387-396.

Shavit Y., Ryan S.M., Lewis J.W., Laudenslager M.L., Terman G.W., Maier S.F., Gale R.P., Liebeskind J.C.: Inescapable stress but not escapable stress alters immune function. The Physiologist 26 (1983) 64.

Shavit Y., Lewis J.W., Terman G.W., Gale R.P., Liebeskind J.C.: Opioid peptides mediate the suppressive effect of stress on natural killer cell cytotoxicity. Science 223 (1984) 188-190.

Shaw S., Shearer G.M., Biddison W.E.: Human cytotoxic T-cell responses to type A and type B influenca viruses can be restricted by different HLA antigens: Implication for HLA polymorphism and genetic regulation. J. Exp. Med. 151 (1980) 235-245.

Shou L., Schwartz S.A., Good R.A.: Suppressor cell activity after concanavalin A-treatment of lymphocytes from normal donors. J. Exp. Med. 143 (1976) 1100-1110.

Singer L., Mayer S., Tongio M.M., Hauptmann G., Roos M., Danion J.M. et al.: Antigenes HLA-A, B, C, antigene Bf et schizophrenie. J. Hum. Genet. 29 (1981) 555-563.

Singh U., Millson D.S., Smith P.A., Owen J.J.: Identification of β–adrenoceptors during thymocyte ontogeny in mice. Eur. J. Immunol. 9 (1979) 31-35.

Sklar L.S., Anisman H.: Stress and coping factors influence tumor growth. Science 205 (1979) 513-515.

Smeraldi E., Bellodi L., Cazzullo C.L.: Further studies on the major histocompatibility complex as a genetic marker for schizophrenia. Biol. Psychiatry 11 (1976) 655-661.

Smeraldi E., Negri F., Melica A.M., Scorza-Smeraldi R.: HLA-system and affective disorders: a sibship genetic study. Tissue antigens 12 (1978) 270-274.

Smeraldi E., Negri F., Melica A.M., Scorza Smeraldi R., Fabio G., Bonara P., Bellodi L., Sacchetti E., Sabbadini-Villa M.G., Cazzullo C.L., Zanussi C.: HLA typing and affective disorders: a study in the Italian population. Neuropsychobiology 4 (1978) 344-352.

Smeraldi E., Bellodi L.: Possible linkage between primary affective disorder susceptibility locus and HLA-haplotypes. Am. J. Psychiatry 138 (1981) 1232-1234.

Smith E.M., Blalock J.E.: Human lymphocyte production of corticotropin and endorphin-like substances: Association with leucocyte interferon. Proc. Natl. Acad. Sci. USA 78 (1981) 7530-7534.

Smith E.M., Phan M., Kruger T.E., Coopenhaver D.H., Blalock J.E.: Human lymphocyte production of immunoreactive thyrotropin. Proc. Natl. Acad. Sci. USA 80 (1981) 6010.

Smith E.M., Meyer W.J., Blalock J.E.: Virus-induced corticosterone in hypophysectomized mice. A possible lymphoid adrenal axis. Science 218 (1982) 1311-1312.

Smith L.R., Brown S.L., Blalock J.E.: Interleukin 2 induction of ACTH secretion: presence of an interleukin 2 receptor alpha-chain – like – molecule on pituitary cells. J. Neuroimmunol. 21 (1989) 249-254.

Smith R.S.: Is schizophrenia caused by excessive production of Interleukin-2 and Interleukin-2 receptors by gastrointestinal lymphocytes? Medical Hypotheses 34 (1991) 225-229

Smith R.S.: A comprehensive macrophage-T-lymphocyte theory of schizophrenia. Medical Hypotheses 39 (1992) 248-257

Smith W.K.: The "stress analogy" in the context of psychoneuro-immunology: reply to Chiapelli. Schizophrenia Bull. 14 (1988) 139-140.

Solbach W., Röllinghoff M., Wagner H.: Die Rolle von Interleukin 2 bei der Aktivierung von zytotoxischen T-Lymphozyten. Klin. Wochenschr. 661 (1983) 67-75.

Soliven B, Albert J: Tumor necrosis factor modulates the inactivation of catecholamine secretion in cultured sympathetic neurons. J Neurochem 58 (1992) 1073-1078.

Solomon G.F., Moos R.H., Fessel W.J., Elwood E.: Globulins and behavoir in schizophrenia. Int. J. Neuropsychiat. 2 (1966) 21-26.

Solomon G.F., Allansmith M., McClellan B., Armkraut A.: Immunglobulins in psychiatric patients. Arch. Gen. Psychiatry 20 (1969) 272-277.

Solomon G.F.: Emotional and personality factors in the onset and course of autoimmune disease, particularly rheumatoid arthritis. In: Ader R. (ed): Psychoneuroimmunology. Academic Press, N. Y. (1981) 159-182.

Solomon G.F.: Psychoimmunology: Interactions between central nervous system and immune system. J. Neuroscience Res. 18 (1987) 1-9.

Spangelo B.L., Judd A.M., Ross P.C., Login I.S., Jarvis W.D., Badamchian M., Goldstein A.L., McLeod R.M.: Thymosin fraction 5 stimulates prolactin and growth hormone release from anterior pituitary cells in vitro. Endocrinology 121 (1987) 2035-2043.

Sperner-Unterweger B., Barnas C., Fleischhacker W.W.: Veränderungen im zellulären Immunsystem bei endogenen Psychosen. In: Kaschka W.P., Aschauer H.N. (Hrsg): Psychoimmunologie; Thieme, Stuttgart, N.Y. (1990) 90-104.

Sperner-Unterweger B., Barnas C., Fuchs D., Kemmler G., Wachter H., Hinterhuber H., Fleischhacker W.W.: Neopterin production in acute schizophrenic patients: an indicator of alterations of cell mediated immunity. Psychiatry Res. 42 (1992) 121-128.

Spits H., Yssel H., Brockelhurst C., Krangel M.: Evidence for controlled gene reanrrangements and cytokine production during development of human γ/δ^+ lymphocytes. In:

Pfeffer K., Heeg K., Wagner H., Riethmüller G. (Hrsg.) Function and specifity of γ/δ T cells. Springer Verlag Berlin, NY (1991) 47-56.

Spitzer L., Endicott J., Robins E.: Forschungsdiagnosekriterien (RDC); Beltz, Weinheim, Basel (1982).

Stassen H.H., Scharfetter C., Winokur G., Angst J.: Familial syndrome pattern in schizophrenia, schizoaffective disorder, mania and depression. Eur. Arch. Psychiatry and Neurol. Sci. 237 (1988) 115-123.

Stein M.: Stress, depression and the immune system. J. Clin. Psychiat. 50 (Suppl.) (1989) 35- 42.

Stember R.H., Fieve R.R.: Histocompatibility antigens in affective disorder. Clin. Immunol. Immunopathol. 7 (1977) 10-14.

Stevens J.R., Langloss J.M., Albrecht P., YolkenR.A.: A search for cytamegalovirus and herpes viral antigen in brains of schizophrenic pa- tients. Arch. Gen. Psychiatry 41 (1984) 795-801.

Strahilevitz M., Davis S.D.: Increased IgA in schizophrenic patients. Lancet II (1970) 370.

Strahilevitz M., Fleischmann J.B., Fischer G.W., Harris R., Narasimhachari N.: Immunoglobulin levels in psychiatric patients.Presented at the annual meeting of American Psychiatric Assoc., Anaheim, Calif. (May 1975).

Sullivan K.E., Calman A.F., Nakanishi M., Tsang S,Y., Wang Y., Pterlin B.M.: A model for the regulation of MHC class II genes. Immun. Today 8 (1987) 289-293.

Sun D., Wekerle H.: I a-restricted encephalitogenic T lymphocytes mediating EAE lyse autoantigen-presenting astrocytes. Nature 320 (1986) 70-72.

Sundin U., Thelander St.: Antibody reactivity to brain membrane proteins in serum from schizophrenic patients. Brain, Behavior, Immunity 3 (1989) 345-358

Svejgaard A.: HLA and autoimmune diseases. Allergy 34 (1979) 275-281.

Syvälathi E., Eskola J., Runskanen O., Laine T.: Nonsuppression of cortisol in depression and immune function. Prog. Neuro-Psychopharmacol. Biol. Psychiat. 9 (1985) 413-422.

Targum S.D., Gershon E.S., Van Gerdewegh M., Rogen-tine N.: Human leukocyte antigen system not closely linked to or associated with bipolar manic-depressive illness. Biol. Psychiatry 14 (1979) 615-636.

Targum S.D., Clarkson L.L., Magac-Harris K., Marshall L.E., Skwerer R.G.: Measurement of cortisol and lymphocyte subpopulations in depressed and conduct-disordered adolescents. J. Affect. Dis. 18 (1990) 91-96.

Taylor G.R., Crow T.J., Ferrier I.N.: Virus like agent in CSF in schizophrenia and some neurological disorders. Lancet II (1982) 1166-1167.

Taylor G.R., Crow T.J.: Viruses in human brains. Psycholog. Med. 16 (1986) 289-295.

Terasaki P.I., McClelland I.D.: Microdeplet assay of human serum cytotoxins. Nature 204 (1964) 998.

Tiwari I.L., Terasaki P.I.: HLA and disease associations. Springer, Berlin, N.Y. (1986).

Tölle R.: Psychiatrie. Springer, Berlin, N.Y. (1982).

Tonkoff W.: Zur Kenntnis der Nerven der Lymphdrüsen. Anat. Anzeiger 16 (1899) 456-459.

Torrey E.F., Torrey B.B., Peterson M.R.: Seasonality of schizophrenic births in the United States. Arch. Gen. Psychiat. 34 (1977) 1065-1070.

Torrey E.F., Peterson M.R., Brannon W.L., Carpenter W.P., Post R.M., Van Kammen D.P.: Immunoglobulins and viral antibodies in psychiatric patients. Br. J. Psychiatry 132 (1978) 342-348.

Torrey E.F., Albrecht P., Behr D.E.: Permeability of the blood-brain barrier in psychiatric patients. Am. J. Psychiatry 142 (1985) 657-658.

Torrey E.F.: Prevalence studies of schizophrenia. Br. J. Psychiat. 150 (1987) 598-608.

Torrey E.F., Rapaport M.H., Ganguli R., Honigman A.M., Paul S.M., McAllister C.G., Rabin B.S., Yolken R.H., Nelson D.L., Bigelow L.B., Gottesman I.I.: Immunological and virological aspects of identical twins with schizophrenia. Biol. Psychiatry 29 (1991) 37s.

Tourtellotte W.W.: Cerebrospinal fluid profile indicative of clinical definite multiple sclerosis: a proposal, facts, issues, opportunities and perspectives. In: Thompson F.J. (ed): Advances in CSF protein research and diagnosis. MTP Press, Lancaster (1987) 17-35.

Townsend A.R.M., Rothbard J., Gotch F.M., Bahadur G., Wraith D., McMichael A.J.: The epitopes of influenza nucleoprotein recognized by cytotoxic T-lymphocytes can be defined with short synthetic peptides. Cell. 44 (1986) 959-986.

Tsuang M.T., Lyons M.J., Faraone S.V.: Heterogenety of schizophrenia. Br. J. Psychiatry 156 (1990) 17-26.

Turner W.J., King S.: Two genetically distinct forms of bipolar affective disorder ? Biol. Psychiatry 16 (1981) 417-439.

Ullmann H., Kühn I.: Varizellen-Zoster-Virus-Infektion des ZNS mit herzphobisch und schizophren wirkender Symptomatik. Nervenarzt 59 (1988) 113- 117.

Unanue E.R., Grey H.H., Rabellino E., Campbell B., Schmidtke J.: Immunoglobulins on the surface of lymphocytes. II The bone marrow as the main source of lymphocytes with detectable surface bound immunoglobulin. J. Exp. Med. 133 (1971) 1188-1198.

Vartanian M.E., Kolyaskina G.I., Lozovsky D.V., Burbaeva G.S., Ignatov S.A.: Aspects of humoral and cellular immunity in schizophrenia. In: Bergsma D., Goldstein A.L. (eds.): Neurochemical and Immunological Components in Schizophrenia (Series: Birth Defects) Vol. 18. Alan R. Liss, Inc., N.Y. (1978) 339-364.

Vartanian M.E., Kolyaskina G.I.: A psychiatrist`s view of neuroimmunomodulation: The neuroimmune interaction and mechanisms. In: Jankovic B.D., Markovic B.M., Spector N.H. (eds): Neuroimmune Interactions. Ann. N.Y. Acad. Sci. 496 (1987) 660-668.

Vaughan J.H.: Infection and autoimmunity. Current opinion in Immunol. 1 (1989) 708-717.

Villemain F., Chatenoud L., Guillibert E., PelicierY., Bach J.F.: Decreased production of Interleukin-2 in schizophrenia. In: Jankovic B.D., Markovic B.M., Spector N.H. (eds): Neuroimmune Interactions. Ann. N.Y. Acad. Sci. 496 (1987) 669-675.

Villemain F., Magnin M., Feuillet-Fieux M.-N., Zaritian E., Loo H., Bach J.-F.: Anti-Histone antibodies in schizophrenia and affective disorders. Psychiatry Res. 24 (1988) 53-60.

Villemain F., Chatenoud L., Galinowski A., Homo- Delarche F., Genestet D., Loo H., Zarifarain E., Bach J.F.: Aberrant T-cell-mediated immunity in untreated schizophrenic patients: Deficient Interleukin-2 production. Am. J. Psychiatry 146 (1989) 609-616.

Vinogradov S., Gottesman J.J., Moises H.W., Nicol S.: Negative assoziation between schizophrenia and rheumatoid arthritis. Schizophrenia Bull.17 (1991) 669-678.

Wahlin A., von Knorring L., Roos G.: Altered distribution of T-lymphocyte subsets in lithium-treated patients. Neuropsychobiology 11 (1984) 243-246.

Wank R.: Genetische Grundlagen des Immunsystems. Internist 30 (1989) 596-604.

Wank R., Thomssen Ch.: High risk of squamons cell carcinoma of the cervix for women with HLA-DQW3. Nature 352 (1991) 723-725.

Wank R., Schendel D.J., Thomssen Ch.: HLA antigens and cervical carcinoma. Nature 356 (1992) 22-23.

Watson C.G., Kucala T., Tilleskjor C., Jakobs L.: Schizophrenic birth seasonality in relation to the incidence of infections diseases and temperature extremes. Arch. Gen. Psychiatry 41 (1984) 85-90.

Watson J., Epstein R., Nakoinz I., Ralph P.: The role of humoral factors in the initiation of in vitro primary immune responses: effects of lymphocyte mitogens. J. Immunol. 110 (1982) 43-52.

Watts RG, Wright JL, Atkinson LL, Merchant RE: Histopathological and blood-brain barrier changes in rats induced by an intracerebral injection of human recombinant interleukin-2. Neurosurgery 25 (1989) 202-208.

Weigent D.A., Blalock J.E.: Growth hormone and the immune system. Prog. NeuroEndocrInimmunology 3 (1990) 231-241.

Weissman M.M, Merikangas K.R., John K., Wickramaratne P., Prusoff B.A., Kidd K.K.: Family-genetic studies of psychiatric disorders. Developing Technologies. Arch. Gen. Psychiatry 43 (1986) 1104-1116.

Weitkamp L.R., Stanger H.C., Persad E., Flood C., Guttormsen M.S.: Depressive disorder and HLA: A gene on chromosome 6 can affect behavior. N. Engl. J. Med. 305 (1981) 1301-1306.

Wekerle H.: Immunopathogenesis of multiple sclerosis. Acta Neurol. (Napoli) 13 (1991) 197-204.

Werb Z., Foey R., Munck A.: Interaction of glucocorticoids with macrophages: indentification of glucocorticoid receptors in monocytes and macrophages. J. Exp. Med. 147 (1978) 1684-1694.

Wexler B.E.: Editorial: Beyond the kraepelinean dichotomy. Biol. Psychiatry 31 (1992) 539-541.

Whalley L.J., Roberts D.F., Wentzel J., Watson K.C.: Antinuclear antibodies and histocompatibility antigens in patients on long term Lithium therapy. J. Affect. Dis. 3 (1981) 123-130.

Wiedermann C.J.: Shared recognition molecules in the brain and lymphoid tissues: the polypeptide mediator network of psychoneuroimmunology. Immunol. Lett. 16 (1987) 371-378.

Wikstrand C.J., Bourdon M.A., Pegram C.N., Bigner D.D.: Human fetal brain antigen expression common to tumors of neuroectodermal tissue origin: gliomas, neuroblastomas, and melanomas. J. Neuroimmunol. 3 (1982) 43-62.

Wildenauer D.B., Hoechtlen W.: Liquorproteine bei psychiatrischen Erkrankungen. In: Kaschka W.P., Aschauer H.N. (Hrsg): Psychoimmunologie; Thieme, Stuttgart, N.Y. (1990) 75-81.

Williams J.M., Peterson R.G., Shea P.A., Schmedtje J.F., Bauer D.C., Felten D.L.: Sympathetic innervation of murine thymus and spleen: Evidence for a functional link between the nervous and immune systems. Brain Res. Bull. 6 (1981) 83-94.

Winchester R.: Genetics of autoimmune diseases. Curr. opin. Immunol. 1 (1989) 701-707.

Winokur G., Reich Th., Rimmer J., Pitts F.E. jr.: Alcoholism III. Diagnosis and familial psychiatric illness in 259 alcoholic probands. Arch. Gen. Psychiatry 23 (1970) 104-111.

Wong G.H.W., Barlett P.F., Clark-Lewis J., Battye F., Schrader J.W.: Inducible expression of H-2 and I a antigenes on brain cells. Nature 310 (1984) 688-691.

Wucherpfennig K.W., Newcombe J., Li H., Keddy C., Cuzner M.L., Hafler D.A.: gd T-cell receptor repertoire in acute multiple sclerosis lesions. Proc. Natl. Scl. USA 89 (1992) 4588-4592.

Wyatt R.J., Alexander R.C., Egan M.F., Kirch D.G.: Schizophrenia, just the facts. Schizophrenia Res. 1 (1988) 3-18.

Zarrabi M.H., Zucker S., Miller F., Derman R.M., Romeno G.S., Hartnett J.A., Varma A.O.: Immunologic and coagulation disorders in chlorpromazine-treated patients. Ann. Int. Med. 91 (1979) 194-199.

Zeller A.: 1. Bericht über die Heilanstalt Winnenthal vom 1.3.1834 bis 28.2.1837.Beil. z. Med. Korrespondenzblatt, Bd VII, 11, Nr. 30.

Zubin J., Spring B.: Vulnerability – a new view of schizophrenia. J. Abnorm. Psychol. 86 (1977) 103-126.